Mogens Schou

Lithium-Behandlung der manisch-depressiven Krankheit

Information für Arzt und Patienten

Deutsche Übersetzung und Bearbeitung von
J. Albrecht und B. Müller-Oerlinghausen

2., neubearbeitete Auflage

1986
Georg Thieme Verlag Stuttgart · New York

Titel der Originalausgabe:
Lithiumbehandling of manio-depressiv sygdom
© Mogens Schou og
Forlaget Arkona 1978, Postboks 285, 8100 Århus C

Autor:
Prof. Dr. med. MOGENS SCHOU, Korrespondierendes Mitglied der Deutschen Gesellschaft für Psychiatrie und Nervenheilkunde, Institut für Biologische Psychiatrie und Psychopharmakologische Forschungsabteilung, Psychiatrisches Institut der Universität Aarhus, DK-8240 Risskov, Dänemark
Übersetzer:
Dr. J. Albrecht, Psychiatrische Klinik der Freien Universität, Eschenallee 3, 1000 Berlin 19
Prof. Dr. med. B. Müller-Oerlinghausen, Laboratorium für Klinische Psychopharmakologie, Psychiatrische Klinik der Freien Universität, Eschenallee 3, 1000 Berlin 19

CIP-Kurztitelaufnahme der Deutschen Bibliothek
Schou, Mogens:
Lithium-Behandlung der manisch-depressiven Krankheit: Information für Arzt u. Patienten/ Mogens Schou.
Dt. Übers. u. Bearb. von J. Albrecht u. B. Müller-Oerlinghausen. – 2., neubearb. Aufl. – Stuttgart ; New York : Thieme, 1986.
Einheitssacht.: Lithiumbehandling of manio-depressiv sygdom ⟨dt.⟩
NE: Albrecht, Jochen [Bearb.]

Wichtiger Hinweis: Medizin als Wissenschaft ist ständig im Fluß. Forschung und klinische Erfahrung erweitern unsere Kenntnisse, insbesondere was Behandlung und medikamentöse Therapie anbelangt. Soweit in diesem Werk eine Dosierung oder eine Applikation erwähnt wird, darf der Leser zwar darauf vertrauen, daß Autoren, Herausgeber und Verlag größte Mühe darauf verwandt haben, daß diese Angabe genau dem **Wissensstand bei Fertigstellung** des Werkes entspricht. Dennoch ist jeder Benutzer aufgefordert, die Beipackzettel der verwendeten Präparate zu prüfen, um in eigener Verantwortung festzustellen, ob die dort gegebene Empfehlung für Dosierungen oder die Beachtung von Kontraindikationen gegenüber der Angabe in diesem Buch abweicht. Das gilt besonders bei selten verwendeten oder neu auf den Markt gebrachten Präparaten und bei denjenigen, die vom Bundesgesundheitsamt (BGA) in ihrer Anwendbarkeit eingeschränkt worden sind.

1. Auflage 1980

Printed in Germany
Satz: Gulde-Druck GmbH, Tübingen, gesetzt auf Linotype System 3
Druck: Druckhaus Dörr, Inh. Adam Götz, Ludwigsburg

ISBN 3-13-593302-4 1 2 3 4 5 6

Vorwort zur 2. Auflage

Die erste Auflage dieses Buches erschien im Jahre 1980 und wurde von Lesern und Rezensenten mit regem Interesse aufgenommen. Nachdem die erste Auflage ausverkauft war, habe ich nun die Gelegenheit ergriffen, die 2. Auflage zu verbessern und teilweise gänzlich neu zu gestalten. Leserzuschriften haben mein Augenmerk auf mißverständliche Kapitel oder Themen, die bisher nicht berücksichtigt worden waren, gelenkt. Diese Kritik habe ich aufgenommen und entsprechende Verbesserungen vorzunehmen versucht. Die vorliegende neue Auflage enthält nun auch Kapitel über die subjektiven Erfahrungen von Patienten mit ihrer manisch-depressiven Erkrankung und die Zusammenarbeit zwischen Arzt und Patient. Außerdem habe ich Fragen der Eigenverantwortlichkeit von Patienten ausführlicher besprochen. Die wissenschaftliche Forschung der vergangenen 6 Jahre hat neue Erkenntnisse erbracht, was zur Revision der Abschnitte über Therapieempfehlungen, Vorbeugung und Behandlung von Nebenwirkungen, Risikofaktoren, Stillzeit und Lithiumeinnahme etc. geführt hat. Da sich das Buch auch an Ärzte wendet, wurden die entsprechenden medizinischen Informationen erweitert; so wurde z.B. auch auf Laboruntersuchungen vor und während der Lithiumbehandlung eingegangen.
In früheren Zeiten wurde von Lithium zu wenig Gebrauch gemacht. Unzureichende Erkenntnisse über die Art der Behandlung oder die Furcht vor gefährlichen Nebenwirkungen führten zu Widerständen unter Psychiatern. Heute wird Lithium möglicherweise zu häufig verordnet. Wiederholte Hinweise auf diese Behandlungsform in Zeitungen und Illustrierten könnten den Eindruck hinterlassen haben, daß Lithium gut »gegen Depressionen« ist oder »Depressionen verhindert«; in einzelnen Fällen mag das zu Behandlungen, manchmal langfristigen Behandlungen, bei Patienten geführt haben, denen auf andere Weise unter Umständen besser geholfen worden wäre. Lediglich bei sorgfältig ausgewählten Patienten, die an einer manisch-depressiven Erkrankung lei-

den, und bei gewissenhafter Therapiekontrolle treten die Vorteile von Lithium klar gegenüber etwaigen Nachteilen hervor.
Möge dieses Buch zur sachgerechten Durchführung einer Therapie mit Lithiumsalzen beitragen.

MOGENS SCHOU

Vorwort der Übersetzer zur 2. Auflage

Die erste Auflage dieses Buches hat eine überraschend gute Aufnahme bei Ärzten und Patienten gefunden. Deswegen sind wir gern der Aufforderung des Verlages nachgekommen, auch diese nun vorliegende zweite Auflage aus dem englischen Originaltext von Prof. Schou ins Deutsche zu übersetzen. Neben einigen Textänderungen, die in erster Linie der besseren Verständlichkeit dienen, besteht die wesentliche Änderung gegenüber der ersten Auflage darin, daß die Information für den Patienten und insbesondere die sich aus den Sorgen der Angehörigen um den Patienten ergebenden Fragen bezüglich einer optimalen Therapieführung eine ausführlichere Darstellung gefunden haben. Dieser für eine erfolgreiche Betreuung so wesentliche interaktionelle Aspekt zwischen Angehörigen, Patient und behandelndem Arzt ist für Prof. Schou ein entscheidendes Motiv für die Überarbeitung des Buches gewesen.

Berlin, im März 1986

Dr. med. J. Albrecht
Prof. Dr. med. B. Müller-Oerlinghausen

Vorwort des Übersetzers zur 1. Auflage

Die prophylaktische Lithiumlangzeittherapie hat die Welt verändert, nicht nur aus der Sicht der Ärzte, sondern ganz besonders aus der Sicht der Patienten, die an einer der qualvollsten Krankheiten leiden – der endogenen Depression. Die ersten Beobachtungen, die zur Entwicklung der Lithiumprophylaxe führten, wurden vor etwa einem Vierteljahrhundert gemacht, fünf Jahre nach der Entdeckung der psychischen Wirkung von Lithiumsalzen und merkwürdigerweise im gleichen Jahr, in dem auch die ersten Psychopharmaka zur Behandlung der schizophrenen Psychose erprobt wurden.

Nachdem diese Befunde zunächst unbeachtet blieben, ist heute die Fülle der wissenschaftlichen Informationen über die Wirkungen des Lithiumions, eines der chemisch einfachsten Arzneimittel, das wir kennen, nicht mehr zu übersehen. Aber bei diesen Informationen handelt es sich um sehr spezielle Fachliteratur, die meistens weder von einem interessierten Patienten noch von einem termingeplagten praktischen Arzt oder einer Krankenschwester verstanden werden kann. Gerade Patienten, bei denen die Lithiumtherapie erfolgreich war, haben aber häufig ein großes Bedürfnis, mehr über ihre Krankheit und ihre Therapie zu erfahren, als in der Zeitung oder in der Illustrierten steht. Besonders für sie wurde dieses Buch geschrieben, und niemand hätte hierzu berufener sein können als Mogens Schou. Er hat die medizinische Bedeutung der ersten experimentellen Beobachtungen frühzeitig erkannt und hat in einer langjährigen, bis heute andauernden wissenschaftlichen Arbeit diese Therapie bis zur Routinereife entwickelt, so daß sie jetzt von jedem Nervenarzt angewandt werden kann. Er hat seine Idee vor allem in den ersten Jahren gegen den teilweise erbitterten Widerstand mancher Kollegen durchsetzen müssen, aber der Kampf hat sich aus der Sicht der erfolgreich mit Lithium behandelten Patienten gewiß gelohnt. In seiner gewohnten Bescheidenheit erwähnt Prof. Schou diese Zusammenhänge nicht ausdrücklich, und deshalb erlaube ich mir, an dieser Stelle darauf hinzuweisen.

Mogens Schou schreibt einen klaren einprägsamen Stil, und so habe ich auch gerne die Aufgabe der Übersetzung übernommen; denn ich meine, daß nur eine gute Information den Patienten bewegen kann, aktiv bei dieser in der praktischen Durchführung nicht immer einfachen Behandlung mitzuwirken.
Es ist mein Wunsch und meine Hoffnung, daß dieses Buch bei unseren Patienten, aber vielleicht auch bei den Kollegen, Schwestern und Pflegern eine gute Aufnahme und weite Verbreitung finden möge.

Berlin, im Sommer 1980

Prof. Dr. med. B. Müller-Oerlinghausen

Inhaltsverzeichnis

7. Nebenwirkungen

8. Risiken

1. Einleitung

Für wen ist dieses Buch geschrieben?

Das vorliegende Buch richtet sich in erster Linie an manisch-depressive Patienten, die unter Lithiumbehandlung stehen, an ihre Angehörigen und andere, an dieser Behandlung interessierte medizinische Laien. Es enthält jedoch auch spezielle fachliche Informationen, die vor allem für Ärzte und Krankenschwestern wichtig sein dürften, hoffentlich aber auch als Grundlage von Diskussionen zwischen Arzt und Patient dienen können. Ziel ist es, beide Partner mit dieser speziellen Gemütserkrankung und ihrer Behandlung durch Lithiumsalze vertraut zu machen.

Wovon handelt dieses Buch?

Es handelt nicht so sehr von der manisch-depressiven Erkrankung, sondern vor allem von der Behandlung dieser Krankheit mit Lithium. Wer mehr über die Erkrankung selbst wissen möchte, sei auf die weiterführende Literatur (S. 67) verwiesen.

Die Lithiumbehandlung wird detailliert beschrieben, wobei besonderer Wert auf Maßnahmen gelegt wurde, die einen möglichst hohen Wirkungsgrad dieser Behandlung gewährleisten. Patienten, Angehörige und Arzt müssen eng zusammenarbeiten, wenn die Behandlung optimal wirksam und gleichzeitig nur ein Minimum an Nebenwirkungen und Risiko damit verbunden sein soll.

Wozu dient dieses Buch?

Neue Patienten, d.h. Patienten, die eine Lithiumbehandlung beginnen sollen oder gerade begonnen haben, können hier erfahren, welche Vorteile, aber auch welche Nebenwirkungen und Risiken sie davon zu erwarten haben. Das Buch enthält auch genaue praktische Anweisungen. Patienten mit einer Zuckerkrankheit müssen ihre notwendige Diät und Behandlung mit Insulin oder Tabletten erst erlernen. Genauso muß ein manisch-depressiver

Patient unter Lithium die unabdingbaren Regeln dieser Behandlung sowie Situationen, die erhöhte Aufmerksamkeit erfordern, kennenlernen. Für schon erfahrenere Lithiumpatienten mag dieses Buch auch eine Art Nachschlagewerk darstellen, das über die voraussichtliche Dauer und die Effekte der Behandlung informiert.

Was dieses Buch nicht bieten kann

Das Buch kann den notwendigen Kontakt des Patienten mit dem Nervenfacharzt oder Arzt für Allgemeinmedizin nicht ersetzen. Nur der Arzt kann die richtige Diagnose stellen und eine entsprechende Behandlung einleiten; keine noch so ausführliche Beschreibung der Krankheit kann die Erfahrung und diagnostische Tätigkeit des Arztes ersetzen. Genausowenig kann dieses Buch die notwendige Behandlungskontrolle oder die ärztlichen Anweisungen an den Patienten ersetzen. Es soll also nicht nur eine Anleitung sein, sondern die Kooperation zwischen Arzt und Patient verbessern helfen.

Zum richtigen Gebrauch dieses Buches

Wie schon oben erwähnt, wurde dieses Buch sowohl für neue als auch erfahrenere Patienten geschrieben; sowohl für die, die eine ausführliche Information über Lithium wünschen, als auch jene, die vor allem nach praktischen Therapieanweisungen suchen. Verschiedene Leser dürften dementsprechend verschiedene Interessen haben. Es ist deshalb wichtig zu wissen, daß die verschiedenen Teile dieses Buches nicht in der Reihenfolge, wie sie hier stehen, gelesen werden müssen.

2. Fachausdrücke

Ich habe in diesem Buch nach Möglichkeit unnötige medizinische Fachausdrücke vermieden; ich verwende aber einige technische Begriffe, weil sie eine präzise Bedeutung haben. Diese Begriffe werden nachstehend erklärt und beziehen sich auf den Zusammenhang, in dem sie stehen; um allgemeingültige Definitionen kann es hier nicht gehen.

Akut: kurzer, aktiver Verlauf.

Antidepressiva: Medikamente für die Behandlung von Depressionen.

Bipolar: Verlauf einer manisch-depressiven Erkrankung, bei der sowohl manische als auch depressive Phasen auftreten.

Chronisch: langsamer, verzögerter Verlauf.

Dehydratation: Wasserverlust.

Elektrokrampfbehandlung: eine Behandlung, bei der das Gehirn elektrisch gereizt wird und die gelegentlich bei depressiven und manchmal auch manischen Phasen zur Anwendung kommt.

Entzugssymptome: subjektiv unangenehme Symptome, die bei Drogenabhängigen auftreten, wenn die Droge plötzlich entzogen wird.

Halluzination: Sinnesillusion, falscher Sinneseindruck.

Intervall: die Zeit zwischen einer (manischen bzw. depressiven) Phase und der nächsten (manischen bzw. depressiven) Phase.

Ion: positiv oder negativ geladenes Atom oder Atomgruppe. In diesem Buch wird Ion vor allem für das Lithiumion, Li^+, gebraucht, welches der eigentlich wirksame Teil der Lithiumsalze ist.

Krankheitsrisiko: das Risiko, eine bestimmte Krankheit während der zu erwartenden Lebenszeit zu bekommen.

Kropf: Vergrößerung der Schilddrüse, sichtbar durch die gleichzeitige Vergrößerung des Halsumfangs.

Kurativ: therapeutisch, die Behandlung einer Krankheit betreffend, siehe Therapie.

Lithiumserumkonzentration: der Lithiumgehalt im Serum, ausgedrückt in mmol/l.

Manisch-depressive Krankheit: Gemütskrankheit mit Phasen krankhaft veränderter Stimmung, entweder im Sinne der Manie oder der Depression.

mg: Milligramm, $\frac{1}{1000}$ Gramm.

Mischzustand: ein Krankheitszustand, der durch die gleichzeitige Anwesenheit von manischen und depressiven Symptomen gekennzeichnet ist.

mmol: chemische Maßeinheit; in diesem Buch jeweils 7 mg Lithiumion entsprechend.

mmol/l: mmol pro Liter, Konzentration einer Substanz, d.h. Menge pro Liter Flüssigkeit. In diesem Buch ist meist die Lithiumkonzentration im Blut oder Blutwasser gemeint.

Myxödem: krankhafter Zustand mit herabgesetztem Stoffwechsel, bedingt durch die verringerte Funktion der Schilddrüse.

Natrium: Metall, chemisches Element. Das Natriumion, Na^+, ist im menschlichen Organismus weit verbreitet und Teil des gewöhnlichen Kochsalzes, Natriumchlorid.

Neuroleptika: Medikamente zur Behandlung nichtdepressiver psychiatrischer Krankheiten.

Ödem: Schwellung, die durch die Ansammlung von Flüssigkeit unter der Haut zustande kommt.

Placebo-Tabletten: s. Scheinmedikamente.

Phase: die Zeit, während der manische oder depressive Symptome bei einem Patienten mit manisch-depressiver Krankheit auftreten.

Polydipsie: vermehrte Flüssigkeitsaufnahme.

Polyurie: vermehrte Harnproduktion.

Prophylaxe: Verhinderung des Auftretens von Krankheitssymptomen; in diesem Buch wird der Begriff mit Bezug auf die Verhinderung des Wiederauftretens manischer oder depressiver Phasen benutzt.

Retardtabletten: Tabletten, aus denen die wirksame Substanz nur langsam in den Darm abgegeben wird.

Rezidiv: Das Wiederauftreten der Krankheit oder von Krankheitssymptomen, an denen der Patient zuvor gelitten hat; in diesem Buch wird der Begriff vor allem in bezug auf das Wiederauftreten manischer oder depressiver Symptome benutzt.

Salze: chemische Verbindungen, die aus einem positiv geladenen Ion, meistens einem Metallion, und aus einem negativ geladenen Ion, dem Anion bestehen. Lithiumkarbonat, Lithiumsulfat und Lithiumazetat sind solche für die Behandlung benutzte Salze. Das normale Kochsalz ist chemisch Natriumchlorid.

Scheinmedikamente (Placebo): Tabletten, die einem Medikament, das erforscht werden soll, gleichsehen, aber keine wirksame Substanz enthalten. Sie werden bei der wissenschaftlichen Untersuchung von neuen Behandlungsformen angewandt, um zwischen eingebildeten Wirkungen und echten Medikamentenwirkungen unterscheiden zu können.

Serum: Blutwasser, d.h. die klare Flüssigkeit, die sich von den roten Blutkörperchen trennt, wenn Blut einige Zeit in einem Gefäß stehengelassen wird und gerinnt.

Serumkreatinin: der Kreatiningehalt im Serum.

Serum-TSH: die Konzentration des »die Schilddrüse stimulierenden Hormons der Zwischenhirndrüse« im Serum, ein für die Schilddrüsenfunktion wichtiger Wert.

Teratogener Effekt: durch die Einnahme eines Medikamentes bewirkte Mißbildungen beim Neugeborenen.

Therapie: die Behandlung einer Krankheit; der Begriff wird in diesem Buch vor allem bezüglich der Behandlung der einzelnen manischen oder depressiven Phasen benutzt (im Gegensatz zu Prophylaxe).

Tremor: Zittern, besonders der Finger.

Unipolar: ein spezieller Verlauf der manisch-depressiven Krankheit, wobei nur depressive, aber keine manischen Phasen auftreten.

Wahn: eine falsche Vorstellung bzw. falsche Gedanken, die durch eigenes Nachdenken, vernünftige Argumente oder ähnliche Eindrücke nicht korrigiert werden können.

Wechselwirkung: Wirkung eines Medikamentes auf die Wirkung eines anderen Medikamentes.

3. Die manisch-depressive Erkrankung und ihre Behandlung

Manisch-depressive Krankheit

Die manisch-depressive Krankheit verläuft in Phasen; dabei kann es sich um manische Phasen handeln, d. h. Perioden anormaler Hochstimmung und erhöhter Aktivität, oder um depressive Phasen, d. h. Perioden anormaler Traurigkeit und Inaktivität. Beim gleichen Patienten können sowohl manische als depressive Phasen auftreten. Depressionen sind aber häufiger als Manien. Gelegentlich treten gleichzeitig manische und depressive Symptome auf; dies nennen wir einen Mischzustand. Die manisch-depressive Krankheit ist eine ziemlich häufige Erkrankung; das Krankheitsrisiko beträgt 1–2%, d. h., daß 1–2 Personen unter jeweils 100 Personen aus der Bevölkerung daran erkranken werden. Sowohl Manien als auch Depressionen kommen bei Frauen häufiger vor als bei Männern. Die Krankheit beginnt oft im Alter zwischen 30 und 50 Jahren, sie kann aber auch schon im Jugendalter zwischen 15 und 20 oder sehr viel später, zwischen 60 und 70 Jahren, auftreten.

Manie

Manische und depressive Phasen zeigen in ihrer Ausgestaltung bei verschiedenen Menschen und auch beim gleichen Patienten zu verschiedenen Zeiten ein wechselhaftes Bild. Im folgenden sind einige charakteristische Krankheitssymptome dargestellt; es muß aber betont werden, daß nicht in jeder Phase alle diese Symptome vorkommen.

Charakteristische Symptome manischer Phasen sind gehobene Stimmung, Reizbarkeit und eine Beschleunigung der gedanklichen Abläufe. Die gehobene Stimmung reicht von einer ungewöhnlichen Begeisterungsfähigkeit bis zu hemmungslosem Überschwang. Die Reizbarkeit zeigt sich meist darin, daß die Patienten ärgerlich werden, wenn die Umgebung ihren Vorstellungen nicht sofort folgen kann; sie können dann aufbrausend und unter Umständen gewalttätig werden. Die geistige Tätigkeit zeichnet sich durch eine belebende Geschwindigkeit aus; der Kopf ist voller Ideen, der Patient spricht mit großer Geschwindigkeit und fast ohne Pausen; witzige Wortspiele wechseln ab mit verletzenden Antworten.

Die Selbsteinschätzung eines Patienten ist in der manischen Phase verändert. Er ist extrem selbstbewußt, aber es mangelt ihm auch an Selbstkritik. Das führt zu einer ungewohnten Vitalität, deren Konsequenzen aber, insbesondere in Verbindung mit Ideenreichtum, mangelnder Ermüdbarkeit und Enthemmung, sehr negativ sein können: Es kommt vor, daß Patienten in ihren manischen Phasen ihre Ehe zerstören, ihren guten Ruf riskieren und sich auch finanziell ruinieren.

Gewöhnlich fehlt den Patienten die Krankheitseinsicht. Im Gegenteil, sie fühlen sich außergewöhnlich wohl und können kaum verstehen, daß ihre nächsten und liebsten Freunde hierin anderer Meinung zu sein scheinen. Es ist in der Regel eine enorme Belastung für eine Ehe oder den Familienzusammenhalt, wenn die Angehörigen den Patienten für krank und behandlungsbedürftig halten. Solche Situationen erfordern von allen Beteiligten ein Höchstmaß an Verständnis, Takt und Geduld. Besonders schwierig wird es, wenn Außenstehende durch Ablehnung und aufgrund eigener Kränkung die Lage noch komplizieren, weil sie nicht wissen, daß beim Betreffenden nicht schlechtes Benehmen, sondern eine Krankheit im Spiel ist.

Manische Patienten haben für gewöhnlich ein geringes Schlafbedürfnis. Sie fühlen sich selten müde und werden durch den schnellen Strom ihrer Einfälle wachgehalten. Auch die sexuelle Aktivität ist häufig erhöht. Oft vernachlässigen die Patienten die Nahrungsaufnahme und verlieren dabei Gewicht. Wenn übersteigerte Aktivität, verminderte Nahrungsaufnahme und Schlafmangel zusammenkommen, entwickelt sich zunehmende körperliche Erschöpfung.

Eine leichte Manie nennt man übrigens Hypomanie.

Depression

Depressionen sind in mancher Hinsicht das Gegenteil von Manien. Sie sind gekennzeichnet durch Traurigkeit, Mangel an

Selbstbewußtsein und die Verlangsamung aller geistigen Tätigkeiten. Die Traurigkeit kann von einer leichten Verstimmung bis zu schwarzer Verzweiflung reichen. Oft empfinden die Patienten schmerzlich, daß ihre Gefühle wie »ausgetrocknet« sind; sie würden gerne weinen, können es aber nicht. Niedergedrückt von ihren Schuldgefühlen und Selbstvorwürfen können sie die Möglichkeit eines Selbstmordes ins Auge fassen, und manchmal wird dies auch realisiert.

Das normale Zutrauen und Selbstbewußtsein sind bei diesen Patienten verschwunden. Sie sind resigniert, haben keine Initiative und Energie, betrachten kleine Schwierigkeiten als unüberwindbar und können sich selbst in Kleinigkeiten nicht entscheiden. Aufgrund des gestörten Selbstbewußtseins und des Gefühls der eigenen Unfähigkeit haben die Patienten oft Angst davor, mit anderen Menschen zusammen zu sein.

Die geistigen Tätigkeiten depressiver Patienten sind meist verlangsamt; es fällt ihnen wenig Neues ein, die Gedanken gehen träge, und auch das Gedächtnis ist meist gestört. Die Patienten fühlen sich müde und schwer. Andererseits kann der Zustand auch durch schwere Angstzustände gekennzeichnet sein; die Patienten erscheinen dann unruhig und wie getrieben.

Schlafstörungen sind häufig. Gelegentlich besteht ein erhöhtes Schlafbedürfnis, meistens aber können die Patienten nicht gut schlafen. Einige Patienten schlafen schwer ein, andere wachen häufig während der Nacht auf, andere wieder wachen frühmorgens auf und können aufgrund ängstlichen Grübelns nicht wieder einschlafen. Die Stimmung der Patienten wechselt in charakteristischer Weise während des Tages. Die Depression ist frühmorgens am tiefsten; alles sieht schwarz und hoffnungslos aus, und es erscheint dem Patienten fast unmöglich aufzustehen, die ersten Stunden des Tages hinter sich zu bringen. Falls die Depression nicht allzu schwer ist, lockert die Stimmung unter Umständen gegen Nachmittag bzw. Abend etwas auf.

Körperliche Veränderungen sind im Verlauf depressiver Phasen häufig. Die Muskulatur wirkt erschlafft, der Gesichtsausdruck unbeweglich, die Bewegungen sind langsam. Oft gesellen sich Verstopfung und Menstruationsstörungen hinzu, die sexuelle

Lust und Aktivität nehmen meistens ab. Auch der Appetit ist oft vermindert und das Körpergewicht reduziert.

Das Ende einer depressiven Phase geht manchmal in eine leichte Manie über; man kann dies als Reaktion auf die Depression oder als Zeichen der Erleichterung betrachten.

Mischzustände

Abgesehen von manischen und depressiven Phasen kommen im Verlauf einer manisch-depressiven Erkrankung auch Mischzustände vor, die durch die gleichzeitige Anwesenheit manischer und depressiver Symptome gekennzeichnet sind. Die Patienten sind z. B. traurig und energielos, aber gleichzeitig reizbar; oder sie wirken manisch und unruhig und empfinden doch gleichzeitig eine untergründige Melancholie. Solche Mischzustände können als unabhängige Phasen vorkommen, sie werden aber häufiger beim Übergang von der Manie zur Depression oder umgekehrt gesehen.

Freie Intervalle

Während der freien Intervalle zwischen den manischen bzw. depressiven Phasen sind die Patienten üblicherweise vollständig gesund. Wie anderen Menschen auch kann es ihnen von Zeit zu Zeit etwas besser oder schlechter gehen – aber nicht jeder Stimmungswechsel muß gleich abnorm oder gar behandlungsbedürftig sein.

Verlauf

Manien und Depressionen sowie die freien Intervalle dazwischen variieren sehr in ihrer Länge, sowohl von Patient zu Patient als auch bei ein und demselben Patienten. Als recht grobe Schätzung kann gelten, daß unbehandelte manische und depressive Phasen etwa 3 bis 6 Monate dauern, einige Phasen sind aber auch kürzer oder noch länger. Es gibt Patienten mit sehr regelmäßig auftretenden Phasen, z. B. eine Phase pro Jahr, aber dies sind Ausnahmen. Manien und Depressionen kommen häufiger im Frühling und Herbst als im Sommer und Winter vor.

Die manisch-depressive Erkrankung kann in zwei verschiedenen Formen verlaufen. Patienten mit sog. unipolarem Verlauf leiden an wiederholten depressiven, aber nicht an manischen Phasen. Bei Patienten mit bipolarem Verlauf kommen sowohl manische als depressive Phasen vor. Die seltenen Fälle, bei denen nur manische Phasen auftreten, werden der bipolaren Form zugerechnet, weil erfahrungsgemäß diese Patienten früher oder später auch depressive Phasen aufweisen.

Der langfristige Verlauf einer manisch-depressiven Erkrankung ist außerordentlich wechselnd. Einige wenige Patienten erleben nur einmal eine manische oder depressive Phase. Die meisten Patienten haben allerdings mehrere Phasen, und das Leben vieler Patienten ist durch die wiederholten manischen oder depressiven Rezidive gekennzeichnet. Es gibt keinen Hinweis darauf, daß die Krankheit im Alter allmählich »ausbrennt«. Im Gegenteil, es besteht eher eine Tendenz zu erhöhter Phasenhäufigkeit im Alter.

Krankenhauseinweisung

Leichte Manien und Depressionen können ambulant behandelt werden, aber schon bei mittelschwer ausgeprägten Phasen sollte eine stationäre Behandlung in Betracht gezogen werden. Die meisten Patienten lassen sich freiwillig einweisen, gelegentlich wird aber eine Zwangseinweisung notwendig, wenn dem Patienten Krankheitseinsicht fehlt. Unter diesen Umständen ist es die Pflicht des Arztes, im wohlverstandenen, besten Interesse des Patienten zu handeln.

Das Wesen der Krankheit

Warum ein Patient an einer manischen oder depressiven Phase erkrankt, ist unbekannt. Bei einer Reihe von Menschen besteht wahrscheinlich eine sogenannte genetische Veranlagung, die sich darin äußert, daß sie durch äußere Einflüsse oder aufgrund »innerer« Ursachen leichter als andere erkranken. Dabei können tiefliegende, ungelöste Konflikte eine Rolle spielen. Andererseits sind Veränderungen des Gehirnstoffwechsels vermutlich ebenso für das Zustandekommen depressiver oder manischer Phasen von Bedeutung. Sowohl psychologische Einflüsse als auch davon unabhängige Belastungsfaktoren sind also in der Lage, eine Krankheitsphase auszulösen; nur ist es häufig nicht möglich, den krankmachenden Faktor im einzelnen zu benennen (äußere, nichtpsychologische Faktoren wie z.B. Rauchen, Alkohol oder Einnahme illegaler Drogen könnten natürlich auch eine Rolle spielen; hierüber ist aber noch wenig bekannt).

Es gibt also ein sehr kompliziertes Netzwerk innerer und äußerer Einflüsse bei Personen unterschiedlicher Empfindlichkeit oder auch Widerstandsfähigkeit, und dementsprechend gibt es sowohl psychologische als auch rein medizinische Behandlungsverfahren (Psychotherapie bzw. Pharmakotherapie). Welches ist nun die richtige Behandlungsform? Weder die eine noch die andere allein, sondern die richtige, ausgewogene Kombination beider Verfahren verspricht den meisten Erfolg. Da der Hauptgegenstand dieses Buches die Behandlung mit einem speziellen Medikament, Lithium, ist, befassen wir uns in erster Linie auch damit; in späteren Kapiteln aber wollen wir Möglichkeiten einer solchen sinnvollen Kombination unterschiedlicher Therapieverfahren beschreiben, die dem Patienten bei der Bewältigung seiner persönlichen Probleme helfen.

Diagnosestellung

In gewissen Fällen fällt es dem Arzt leicht, die Diagnose einer manisch-depressiven Krankheit zu stellen und damit auch eine Aussage über die Art der Behandlung zu machen: also etwa mit antidepressiven Medikamenten, Elektrokrämpfen oder aber mit Lithium, wenn Rezidive häufig aufgetreten sind. In anderen Fällen wird die Diagnosestellung jedoch auch schwierig sein. Menschen mit einer Veranlagung für die manisch-depressive Krankheit sind natürlich nicht alle gleich, sondern unterscheiden sich in ihrem Charakter voneinander und reagieren auch individuell unterschiedlich auf die Krankheitsphasen, die deshalb immer etwas anders als die in Lehrbüchern und auch auf den folgenden Seiten beschriebenen typischen Fälle aussehen können. Für seine Beurteilung muß ein Arzt also nicht nur die gegenwärtigen Symptome, sondern auch frühere Krankheitsphasen, die Befindlichkeit des Patienten zwischen diesen, das Auftreten psychischer Erkrankungen in der Familie und ähnliches mit berücksichtigen. Informationen zu erheben und zu beurteilen, kann erhebliche Anforderungen an die Erfahrung und das Gespür eines Arztes stellen. Eine zuverlässige Diagnose ist in der Regel nur einem erfahrenen, gut ausgebildeten Psychiater möglich und sogar der mag manchmal in Zweifel sein.

Ist es einmal zur Entwicklung einer eindeutigen manischen Phase gekommen, so ist meist an der Diagnose kein Zweifel; schwieriger dagegen ist die Situation, wenn depressive Symptome das Krankheitsbild beherrschen. Traurigkeit und Gefühle der Unzufriedenheit sind nicht notwendigerweise Zeichen einer Depression – einer sogenannten »endogenen« Depression-, und nur diese ist Teil einer manisch-depressiven Erkrankung. Solche Symptome können der Ausdruck einer Trauerreaktion auf ein tragisches Ereignis sein, oder sie entwickeln sich als Folge schwerer psychischer Belastungen (Streß); dann spricht man von exogener, psychogener oder reaktiver Depression. Schließlich können sie auch Teil einer neurotischen Erkrankung sein oder sich im Rahmen von Alterserkrankungen oder schweren körperlichen Erkrankungen entwickeln. Diese Depressionsformen werden in der Regel nicht mit Antidepressiva oder Lithium behandelt. Auch eine Elektrokrampfbehandlung ist in der Regel nicht am Platze. Man sieht daran, daß eine korrekte Diagnose für die weitere Behandlung von entscheidender Bedeutung ist. Wird bei einem Patienten eine manisch-depressive Erkrankung verkannt und eine wirksame medikamentöse Behandlung, z. B. mit Lithium, versäumt, so ist dies genauso bedenklich wie eine langjährige Lithiumtherapie bei Personen, die nicht an einer manisch-depressiven Erkrankung leiden. Dies würde unnötige Nebenwirkungen mit sich bringen, darüber hinaus den Patienten mit einer bestimmten Diagnose versehen und damit in eine Rolle drängen, die einer Reifung und Weiterentwicklung zuwiderlaufen würde.

Wann sind manisch-depressive Patienten krank?

Patienten mit manisch-depressiver Krankheit können von Zeit zu Zeit in eine manische oder depressive Phase geraten. Die Zeitabschnitte zwischen solchen Phasen nennt man die sog. gesunden Intervalle, wobei der Übergang zwischen diesen Zuständen nicht abrupt, sondern sehr allmählich erfolgen kann. Es ist nicht immer einfach zu beurteilen, wann solche Patienten krank und wann sie ganz gesund sind. Dasselbe Verhalten mag beim einen normal sein, beim anderen dagegen abnorm; die richtige Beurteilung der psychischen Verfassung eines Menschen ist also an eine genaue Kenntnis seiner Person gebunden. Häufig merken Patienten und ihre engeren Angehörigen, wenn sich eine erneute Krankheitsphase anbahnt, da sie die ersten Symptome bereits aus Erfahrung kennen.

Mit besonderen Schwierigkeiten hat man es immer dann zu tun, wenn sich Patienten in der frühen Phase einer Manie gesund und munter fühlen, die Familie und der behandelnde Arzt jedoch spüren, daß der Betreffende die Kontrolle über sich selbst zu verlieren beginnt. In solchen Fällen hängt die Entscheidung darüber, ob eine Behandlung, möglicherweise sogar eine Krankenhauseinweisung, notwendig ist, auch davon ab, wie stabil bzw. gefährdet die familiäre und finanzielle Situation und wie sicher der Arbeitsplatz ist.

Sind manisch-depressive Patienten tatsächlich »Patienten«?

Ich verwende den Begriff »Patienten« in diesem Buch für Menschen, die an einer manisch-depressiven Krankheit leiden, aber ich tue dies nicht ohne Vorbehalte. Der Begriff ist zwar angebracht, wenn solche Menschen gerade in einer manischen oder depressiven Phase stecken, die eine ambulante oder stationäre Behandlung hat notwendig werden lassen; aber wie verhält es sich bei den Menschen, die gerade ein gesundes Intervall erleben oder bei denen aufgrund einer vorbeugenden Lithiumbehandlung frühere manische bzw. depressive Phasen nicht wieder aufgetreten sind? Sie sind ja dann nicht oder nicht mehr wirklich krank, und viele von ihnen wehren sich gegen das Etikett »Patient« und all die damit verbundenen Untertöne von Krankenhausatmosphäre, Arbeitsunfähigkeit und Inaktivität. Trotz meines Bemühens habe ich allerdings keinen anderen kurzen und treffenden Begriff finden können. An anderer Stelle will ich darüber reden, wie wesentlich es ist, daß Menschen unter einer Langzeitbehandlung mit Lithium ihre Patientenrolle zugunsten aktiver persönlicher Eigenverantwortlichkeit ablegen.

Was es bedeutet, »manisch-depressiv« zu sein

In Lehrbüchern der Psychiatrie steht geschrieben, daß zumindest in typischen Fällen Patienten während eines Intervalles (also zwischen einer manischen und depressiven Phase) frei von Symptomen und gänzlich gesund seien. Dies stimmt im großen und ganzen auch; außerdem wird so die Aufmerksamkeit des noch nicht Erfahrenen auf einen wesentlichen Unterschied der manisch-depressiven Krankheit gegenüber anderen Erkrankungen gelenkt, die tatsächlich durch den unterschiedlichen Schweregrad dauernd bestehender Krankheitssymptome charakterisiert sind. Der manisch-depressive Patient soll wissen, daß eine Krankheitsphase vorbeigehen wird, und zwar ohne dauernde Persönlichkeitsveränderungen zu hinterlassen.

Auf der anderen Seite wäre es aber verwunderlich, wenn Patienten und ihre Angehörigen nach so bedrohlichen Erfahrungen – wie Manien und Depressionen es nun einmal sind – nicht betroffen und besorgt wären. Handlungen, die während einer Manie oder Depression geschehen sind, können unglückselige Folgen haben. Wunden, die einer Ehe zugefügt wurden, mögen nur langsam heilen. Patienten, die häufig Phasen erleben müssen, haben Schwierigkeiten, ein Gefühl für sich selbst zu bekommen, weil sie von sich und anderen in kranken und gesunden Zeiten als jeweils andere Persönlichkeiten erlebt werden. Sie sind nicht ganz sicher, ob sie gerade ganz »normal«, zu »aufgedreht« oder gar auf dem Weg ins »Stimmungstief« sind. Die unentwegte Selbstbeobachtung nach eventuellen Krankheitszeichen kann manchmal zu einer ängstlichen Selbstbespiegelung führen, die für die Patienten selber und ihre Angehörigen quälend wird.

Patienten mit schweren Phasen werden oft Teil eines sozialen Gefüges, in dem Ehefrau, Kinder, Freunde und Bekannte sorgsam darauf bedacht sind, alles zu tun, um die Konsequenzen der unaufhörlichen Stimmungsschwankungen zu mildern. In fortgeschrittenen Fällen kann sich eine Familie kaum eine Existenz vorstellen, die frei ist von der Furcht vor bevorstehenden Zusammenbrüchen, Suizidversuchen oder Fehlentscheidungen auf dem Boden manischer Kritiklosigkeit. Die Atmosphäre wird geprägt durch ein dauerndes Aufderhutsein; Vorhaben werden nur ins Auge gefaßt, aber nicht fest geplant: Kurzum, sämtliche Aktivitäten werden notwendigerweise den Launen der unberechenbaren Erkrankung untergeordnet. So brauchen dann auch Angehörige psychologischen Beistand, der auch dadurch erreicht wird, daß der behandelnde Arzt sie über den Stand der Dinge, auch während eines Krankenhausaufenthaltes, informiert hält.

Dieses düstere Bild sollte aber auch die vorhandenen angenehmeren Seiten einer manisch-depressiven Krankheit nicht vergessen lassen. Diese können durch leicht verlaufende Manien zustande kommen und werden erlebt als größeres Selbstvertrauen, Sensibilität und Entschlußfreudigkeit sowie intensivere sexuelle Genußfähigkeit, neu aufkeimende Inspiration und Kreativität. All das macht im günstigen Falle ein Wohlgefühl von Leichtigkeit und Unbefangenheit. In solchen Zeichen weicht depressive Ängstlichkeit und Furcht vor Depressionen der Sicherheit, daß man sich selber wieder trauen kann. Depressive Phasen gehen selten mit Gutem einher, und doch mögen gelegentlich Depressionen Familienmitglieder enger zueinander rücken lassen und die Erfahrung der Depression das Verständnis für andere Menschen in Sorge fördern.

Die Behandlung der manisch-depressiven Krankheit

Die manisch-depressive Krankheit muß nicht unbedingt mit Lithium behandelt werden, und andere Behandlungsmethoden sind sogar oft vorzuziehen. Gelegentlich können sie aber mit Lithium kombiniert werden. Psychologischer Beistand und Psychotherapie können hilfreich sein bei der Führung der Patienten im gesunden Intervall oder bei milde verlaufenden Phasen.

Elektrokrampfbehandlung

Die Elektrokrampfbehandlung wird folgendermaßen durchgeführt: In Narkose leitet man durch bestimmte Teile des Gehirns elektrischen Strom. Dadurch wird ein Krampfanfall ausgelöst, der sich aber aufgrund der zuvor medikamentös eingeleiteten Muskelentspannung nur in mäßigen Zuckungen der Muskulatur äußert.

Es mag so scheinen, als müßte eine Therapiemaßnahme, die auf elektrisch ausgelösten Krämpfen beruht, schmerzhaft und gefährlich sein. Sie ist aber weder das eine noch das andere. Da der Patient narkotisiert ist, spürt er von der Behandlung gar nichts, und im Falle von sehr gebrechlichen Patienten, die wegen einer Depression behandelt werden müssen, wird die Elektrokrampfbehandlung sogar oft vorgezogen, weil sie ein geringeres Risiko beinhaltet. Wenn in dem Film »Einer flog über das Kuckucksnest« Elektrokrampfbehandlungen als eine Strafprozedur dargestellt werden, die ohne Narkose an einem Patienten, der von brutalen Wärtern niedergehalten wird, stattfindet, so mag dies ein dramatischer Regieeinfall sein – nur hat eine solche Szene glücklicherweise nichts mit einer Elektrokrampfbehandlung zu tun, wie sie im Rahmen einer medizinischen Therapie durchgeführt wird.

Die Elektrokrampfbehandlung wird vor allem bei sehr schweren Depressionen angewandt; eine 2- bis 4malige Anwendung pro Woche führt bei den meisten Patienten nach 3 bis 4 Wochen zum völligen Verschwinden der depressiven Symptome. Die Wirkung hält auch im allgemeinen für eine lange Zeit an. Die Elektrokrampfbehandlung kann auch bei der Manie angewandt werden, allerdings hält hier die Wirkung oft nur für einige wenige Wochen an.

Als Nebenwirkung der Elektrokrampfbehandlung treten unter Umständen vorübergehende Gedächtnisstörungen auf.

Neuroleptika

Für die Behandlung der manischen Erregung benutzt man häufig die sogenannten Neuroleptika. Dazu gehören etwa Medikamente wie Levomepromazin (z.B. »Neurocil«) oder Haloperidol (z.B. »Haldol«). Neuroleptika haben eine starke dämpfende Wirkung auf Angst, innere Unruhe und Spannung. Sie beeinflussen auch Halluzinationen und wahnhafte Gedanken günstig. Neuroleptika sind aber nicht spezifisch für eine bestimmte Krankheit zu verwenden. Sie kommen zum Beispiel in Frage für die Behandlung der Manie, möglichst in Kombination mit Lithium; sie können aber auch bei wahnhaften Depressionen angewandt werden.

Neuroleptika erzeugen eine Reihe von Nebenwirkungen; vor allem sind hier Wirkungen auf das Nervensystem und die Muskulatur zu nennen.

Antidepressiva

Antidepressiva werden in weitem Umfang zur Behandlung von Depressionen angewandt. Dazu gehören Medikamente wie z. B. Imipramin (»Tofranil«) und Amitriptylin (»Laroxyl«, »Saroten«, »Tryptizol«). Antidepressiva wirken, wie der Name schon sagt, auf die Depression, jedoch ausschließlich auf die krankhafte Depression. Sie haben keinerlei Effekt bei normaler Traurigkeit oder Niedergeschlagenheit. Antidepressiva bewirken keine gehobene Stimmung, sie haben nichts mit Amphetaminen oder anderen Stimulantien zu tun.

Zu den Nebenwirkungen von Antidepressiva gehören Müdigkeit, Mundtrockenheit, Fingertremor, Verstopfung, unter Umständen Schwierigkeiten beim Wasserlassen und eine Neigung zu Ohnmachtsanfällen. Nebenwirkungen sind aber selten so schwer ausgeprägt, daß die Behandlung unterbrochen werden müßte. Es kann zu Veränderungen des Pulses und des Herzrhythmus kommen, weshalb Patienten mit Herzkrankheiten besonders sorgfältig überwacht werden müssen.

Bei den meisten Patienten führt eine Behandlung mit Antidepressiva innerhalb von 1 bis 3 Wochen zu einer Besserung. Wenn die depressiven Symptome ganz verschwunden sind, wird die medikamentöse Behandlung einige Zeit, oft 3 bis 6 Monate lang, fortgeführt. Gelegentlich können dadurch erneute manische Phasen ausgelöst werden; deshalb müssen Patienten, bei denen frühere manische Zustände bereits bekannt sind, unter Umständen früher mit der Einnahme von Antidepressiva aufhören.

Patienten mit einem bipolaren Verlauf der Erkrankung sollte man zu einer prophylaktischen Lithiumbehandlung raten. Patienten, die nur an wiederkehrenden Depressionen leiden (unipolarer Verlauf), können dagegen mit Lithium oder einem antidepressiven Medikament prophylaktisch behandelt werden.

4. Die Behandlung der manisch-depressiven Erkrankung mit Lithium

Was ist Lithium?

Lithium ist ein metallisches Element, das von einem schwedischen Chemiker, AUGUST ARFWEDSON, im Jahre 1818 entdeckt wurde. Er nannte es »Lithium«, abgeleitet von dem griechischen Wort »lithos« = Stein, weil es in einem Mineral gefunden worden war. Lithium kommt in der Natur weitverbreitet vor, z.B. in sehr geringer Konzentration in Pflanzen und Tieren. Es wird aus lithiumhaltigem Gestein wie z.B. den Mineralien Spodumen, Amblygonit, Lepidolith und Petalit hergestellt. Der größte Teil des in Westeuropa und Amerika benutzten Lithiums wird in North Carolina (USA) gewonnen. Lithium- und Lithiumverbindungen werden vielfältig in der Technik verwandt: In der Keramikindustrie, zur Reinigung von Schwimmbädern, für die Herstellung von Legierungen, als Zusatz zu Schmierstoffen, bei der Aluminiumherstellung, für die Hitzeschilde von Weltraumkapseln und die Herstellung von Wasserstoffbomben.

Nur ein kleiner Teil des insgesamt produzierten Lithiums wird für medizinische Zwecke verwendet. Als Medikament werden nur Lithiumsalze benutzt, wie z.B. Lithiumazetat, Lithiumkarbonat oder Lithiumsulfat. Medizinisch wirksam ist nur der Lithiumanteil dieser Salze, das Lithiumion (Li^+), und es ist im Grunde gleichgültig, welches Salz man benutzt.

Die Geschichte der Lithiumbehandlung

Vor 1949

Lithium wurde schon im Jahre 1850 in die medizinische Therapie eingeführt, und zwar für die Behandlung der Gicht. Für diesen Zweck hat es sich als wirkungslos erwiesen. Im folgenden Jahrhundert wurde Lithium für die verschiedensten medizinischen Zwecke vorgeschlagen: Als Stimulans, als Beruhigungsmittel, zur Behandlung der Zuckerkrankheit, für die Behandlung von Infektionskrankheiten, als Zusatz für Zahnpasten, zur Behandlung von Krebserkrankungen usw. Eine Wirksamkeit von Lithium für die genannten Indikationen konnte niemals bewiesen werden, und die Lithiumbehandlung setzte sich dementsprechend auch nicht durch. In den Jahren nach dem 2. Weltkrieg wurde Lithiumchlorid als Ersatz für normales Kochsalz (Natriumchlorid) bei Patienten angewandt, die wegen einer Nieren- oder Herzerkrankung salzarm ernährt werden sollten. Viele dieser Patienten zeigten Vergiftungserscheinungen und einige starben. Diese Lithiumvergiftungen führten zu einer begreiflichen Furcht vor Lithium bei vielen Ärzten; daraus erklärt sich wohl unter anderem, daß sich Lithium auch später in der Therapie nur langsam durchsetzen konnte.

Die Entdeckung des therapeutischen Effekts bei der Manie

Im Jahre 1949 veröffentlichte John Cade, ein Psychiater aus Australien, einen wissenschaftlichen Artikel, der die Basis für spätere Lithiumbehandlungen darstellt.

In den Jahren 1947–1948 beschäftigte er sich mit Experimenten an Meerschweinchen, denen er Urin und verschiedene Chemikalien injizierte, um deren Toxizität zu untersuchen. Unter diesen Chemikalien waren auch Lithiumsalze, und Cade stellte fest, daß nach Injektion der letzteren die Meerschweinchen ruhiger wurden und weniger auf äußere Reize reagierten, ohne jedoch dabei schläfrig zu wirken.

Aus dieser Beobachtung erwuchs in Cade die Idee, daß Lithium vielleicht für die Behandlung erregter psychiatrischer Patienten besser geeignet sein könnte als die üblichen Beruhigungsmittel. Cade gab nun verschiedenen Gruppen von Patienten Lithiumsalze. Bei den meisten beobachtete er keine oder nur sehr unsichere Wirkungen, bei 10 manischen Patienten führte die Behandlung jedoch zu wirkungsvollen Veränderungen. Die manischen Symptome verschwanden nämlich innerhalb von einer Woche. Sie traten aber wieder auf, wenn die Behandlung mit Lithium unterbrochen wurde.

Cade berichtete über seine Beobachtungen in einer australischen Zeitschrift, erhielt aber nur geringe Resonanz. In den Jahren

1952–1954 wurde diese Behandlung noch einmal unter wissenschaftlichen Bedingungen im Psychiatrischen Krankenhaus in Risskov, Dänemark, nachuntersucht. Es wurde ein sogenannter Doppelblindversuch mit 40 bis 50 Patienten durchgeführt. Den Patienten wurden entweder Lithiumtabletten oder Scheintabletten (Placebo) gegeben, d.h. Tabletten ohne Lithium, die aber ansonsten so aussahen wie die lithiumhaltigen Tabletten. Dieses Verfahren wurde angewandt, um zwischen eingebildeten und echten Behandlungseffekten unterscheiden zu können. Die Untersuchung bestätigte JOHN CADES frühere Beobachtungen: Lithium verringerte eindeutig die manische Erregung.

Die Entdeckung der prophylaktischen Wirksamkeit bei der phasenhaft verlaufenden manisch-depressiven Erkrankung

Versuche, depressive Phasen einer manisch-depressiven Erkrankung mit Lithium zu behandeln, waren nicht eindeutig; überraschenderweise stellten ein englischer Psychiater, G.P. HARTIGAN, und ein dänischer Psychiater, P.C. BAASTRUP, in den Jahren 1959–1960 fest, daß bei manisch-depressiven Patienten, wenn ihnen über längere Zeit Lithium verabreicht worden war, depressive Phasen seltener oder überhaupt nicht mehr auftraten. P.C. BAASTRUP nahm dann einen 6jährigen systematischen Therapieversuch im Psychiatrischen Krankenhaus Glostrup, Dänemark, vor.

Es handelte sich um eine Untersuchung, die in Zusammenarbeit mit dem Autor dieses Buches erfolgte und bei der Patienten mit häufigen Rezidiven langfristig Lithium verabreicht bekamen. Die Ergebnisse zeigten, daß diese Behandlung in vielen Fällen zu einer Verminderung der Rückfallhäufigkeit oder zum völligen Verschwinden sowohl manischer als auch depressiver Phasen führte (s. Abb. 1). Die Möglichkeit einer prophylaktischen Wirkung von Lithium bei der manisch-depressiven Erkrankung war in der Fachliteratur lange Zeit umstritten; aber nach eingehender Prüfung dieser Frage in vielen Ländern gilt heute die Wirksamkeit von Lithium zur Rezidivverhütung bei unipolaren wie auch bei bipolaren Patienten als gesichert. Lithium wird heutzutage in weitem Umfange eingesetzt. Die Verkaufsziffern für Lithiumta-

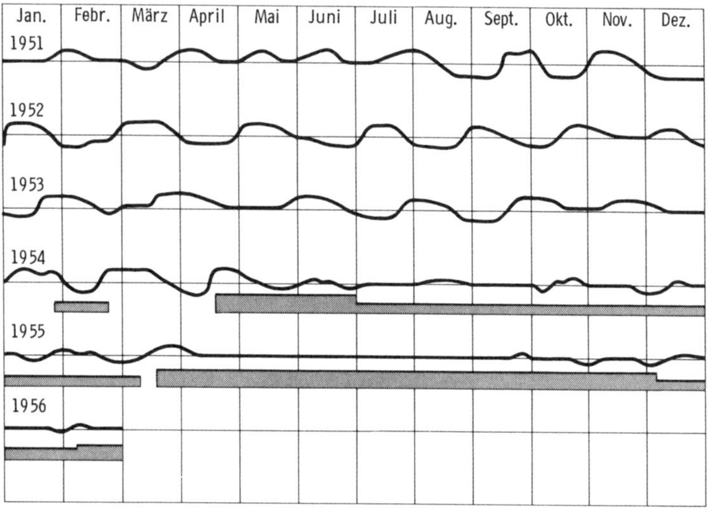

Abb. **1** Wirkung einer langfristigen Lithiumbehandlung bei einem Patienten mit häufigem Wechsel zwischen manischen und depressiven Phasen. Die Wellenlinie deutet die Stimmung des Patienten in der Einschätzung von Ärzten und Krankenschwestern an. Die dicke waagerechte Linie bezeichnet die Lithiumbehandlung: die Dicke der Linie symbolisiert die Lithiumdosis. Während der Jahre 1954–1956 führte die Lithiumbehandlung hier zu einer Verminderung sowohl der manischen als auch der depressiven Symptome, und während einer gewissen Zeit traten überhaupt keine Phasen mehr auf (aus *M. Schou:* Lithiumterapi ved mani. Nord. Med. 55 [1956] 790–794).

bletten zeigen, daß in Dänemark, Schweden, Norwegen, den USA und Großbritannien im Durchschnitt jeweils 1 Mensch auf 1000 bis 2000 mit Lithium behandelt wird. In den deutschsprechenden Ländern dürfte die Anwendung etwa die gleiche Größenordnung erreichen.

Behandlung der Manie mit Lithium

Es ist typisch für die Lithiumbehandlung, daß sie die manischen Symptome zum Verschwinden bringt, ohne dabei andere psychische Funktionen merklich zu ändern. Hierin besteht ein Unterschied zur Behandlung mit Neuroleptika, die bei der Manie ebenfalls wirksam sind, jedoch müde machen. Ein Patient, der bei mehreren vorangegangenen manischen Episoden sowohl die Wirkung von Neuroleptika als auch von Lithium erfahren hatte, berichtete, daß er sich während der Behandlung mit Neuroleptika so fühlte, als ob Bremse und Gaspedal gleichzeitig getreten würden. Das Gefühl während der Lithiumbehandlung sei dagegen so gewesen, als ob der Zündschlüssel gedreht worden sei; der Motor war abgestellt.

Lithium kann zu Nebenwirkungen führen (Übelkeit, Magenschmerzen, Händezittern, muskuläre Schwäche usw.), die den manischen Patienten aber im allgemeinen nicht sehr belästigen. Der größte Nachteil von Lithium bei der Behandlung der Manie liegt darin, daß die Wirkung relativ langsam einsetzt. Es dauert im allgemeinen 6–8 Tage, bis sich der volle Effekt eingestellt hat, und es wird manchmal nötig sein, zusätzlich andere Medikamente zu verabreichen.

Therapieempfehlungen

Bei einer gering bis mittelschwer ausgeprägten Manie ist Lithium allen anderen Behandlungsmethoden überlegen. Wenn die Symptome nicht sehr ausgeprägt sind, ist der verzögerte Wirkungsbeginn nicht nachteilig, und der »sanfte« Lithiumeffekt ist für den Patienten angenehmer als die Wirkungen sonstiger dämpfender Medikamente.

Wenn eine Manie mit sehr intensiver Symptomatik vorliegt und der Patient gewalttätig, unruhig und stark gereizt ist, sollte man Lithium am Anfang kombiniert mit einem schnell wirksamen Neuroleptikum, wie zum Beispiel Haloperidol, geben. Innerhalb der folgenden Woche wird die Haloperidoldosis dann allmählich reduziert und danach die Behandlung mit Lithium allein weitergeführt.

Hat der Patient schon mehrere manische und depressive Phasen erlitten, kann dies ein Hinweis für die Notwendigkeit einer prophylaktischen Behandlung sein, In diesem Fall wird die Lithiumeinnahme einfach fortgesetzt, so daß die Akuttherapie direkt in die Prophylaxe übergeht. Handelt es sich aber um eine erste Phase oder haben sich nur einige wenige vorangegangene Phasen eruieren lassen, so sollte man die Behandlung nur noch 2 bis 4 Monate lang fortführen und dann beenden.

Lithiumbehandlung gegen den Willen des Patienten?

Wir haben zuvor schon erwähnt, daß es bei der Behandlung der Manie zu Schwierigkeiten kommen kann, weil der Patient keine Krankheitseinsicht besitzt und damit natürlich auch die Behandlungsnotwendigkeit nicht versteht. Es ist freilich nicht möglich, Patienten zu zwingen, Lithiumtabletten zu schlucken. Es ist unserer Meinung nach ein schlechter Ausweg, den Versuch einer heimlichen Lithiumgabe zu machen, indem man zum Beispiel zerstampfte Tabletten unter das Essen mischt. Unter solchen Bedingungen kann weder die Dosierung noch die Lithiumserumkonzentration exakt kontrolliert werden. Abgesehen davon belastet eine medikamentöse Behandlung ohne Wissen und Einwilligung das Vertrauensverhältnis zwischen Patienten und Angehörigen, und es stellen sich gewichtige ethische und juristische Fragen. Statt Lithium können andere Medikamente so lange verabreicht werden (z. B. injizierbare Neuroleptika), bis sich der Zustand des Patienten so weit gebessert hat, daß er die Lithiumeinnahme akzeptiert.

Behandlung der Depression mit Lithium

Lithium kann zur Behandlung manischer Phasen und zur Prophylaxe von manischen und depressiven Phasen angewandt werden; der prophylaktische Effekt auf depressive und manische Phasen ist etwa gleich gut. Lithium kann auch zur Behandlung der depressiven Phase selbst verwandt werden; diese Indikation ist jedoch umstritten, weil eine Behandlung mit antidepressiven Medikamenten oder in schweren Fällen auch mit Elektrokrampf in der Regel wirksamer ist. Neuere wissenschaftliche Untersuchungen haben gezeigt, daß Depressionen, die auf eine Behandlung mit Antidepressiva nicht ansprachen, bei zusätzlicher Verabreichung von Lithium rasch zurückgingen. Man muß jedoch noch abwarten, ob sich diese vorläufigen Beobachtungen auch in Zukunft als gesichert herausstellen.

Prophylaktische Anwendung von Lithium

Prophylaxe bedeutet Vorbeugung. Offensichtlich kann aber auch eine Lithiumbehandlung nicht die Entwicklung einer manisch-depressiven Erkrankung verhindern. »Lithiumprophylaxe« bedeutet die Verhinderung von Rückfällen, so daß manische und depressive Phasen abgeschwächt werden oder auch während der Behandlung ganz verschwinden. Eine prophylaktische Lithiumbehandlung bringt die Krankheit unter Kontrolle, jedoch kann die Krankheit nicht durch Lithium geheilt werden. Wenn Patienten mit der Lithiumeinnahme aufhören, wird die Krankheit mit großer Wahrscheinlichkeit wieder auftreten, wobei die Phasen ungefähr so häufig und so schwer sein werden wie vor der Behandlung. Ein Patient muß deshalb auch in beschwerdefreien Zeiten das Medikament einnehmen.

Für wen kommt eine prophylaktische Lithiumbehandlung in Frage?

Eine prophylaktische Lithiumbehandlung sollte man grundsätzlich nur bei Patienten, die an einer manisch-depressiven Erkrankung leiden, durchführen, und das auch nur dann, wenn die Phasen häufig auftreten. Die Meinungen darüber, wie häufig Phasen auftreten müssen, um eine Langzeitbehandlung zu rechtfertigen, differieren. Patienten, die bisher etwa 2 bis 3 Episoden innerhalb der vergangenen 2 bis 3 Jahre erlitten haben, werden in der Regel prophylaktisch mit Lithium behandelt; andererseits sollte man die Behandlung auch dann in Erwägung ziehen, wenn ein Patient etwa 3 bis 4 Jahre nach einer früheren Phase wieder erkrankt. Neuere Untersuchungen haben ergeben, daß unter diesen Bedingungen das Risiko weiterer Rückfälle besteht.

Solche Regeln stellen allerdings nur recht grobe Behandlungsrichtlinien dar. In erster Linie müssen der Krankheitsverlauf des jeweiligen Patienten, die Krankheitsintensität und seine gesamte Lebenssituation berücksichtigt werden. Häufige Rückfälle innerhalb der letzten Jahre, schwere Depressionen mit Suizidversuchen, bedrohliche Manien, die eine Ehe oder die finanziellen Verhältnisse zerrütten könnten, unzureichender Erfolg anderer Behandlungsmethoden – all dies sind Gründe, im Einzelfall eine

Lithiumbehandlung zu beginnen. Auch die jeweils aktuelle Lebenssituation spielt eine Rolle; ein Patient kann zum Beispiel vor und während eines wichtigen Examens prophylaktisch Lithium einnehmen, da ein Rückfall gerade in dieser Situation besonders katastrophal wäre. Darüber hinaus muß natürlich der Patient selber ebenfalls in verantwortlicher Weise über eine eventuelle prophylaktische Lithiumbehandlung mitentscheiden. Man muß ihn umfassend und sachlich über ihre Vorzüge und Nachteile informieren.

Behandlungsbeginn

Man kann eine prophylaktische Lithiumbehandlung während einer Manie, einer Depression oder auch während des Intervalls beginnen. Letzteres wird wahrscheinlich am häufigsten getan. Lithium kann allerdings auch mit antidepressiven Medikamenten zusammen verordnet werden. Bei manchen Patienten setzt der vorbeugende Effekt sofort ein; es kommt einfach nicht mehr zu Rückfällen. Manchmal setzt der prophylaktische Effekt jedoch erst allmählich ein. Warum erst im Laufe von einem halben bis einem Jahr die volle Wirksamkeit einsetzt, ist immer noch ein Rätsel. Die Erklärung, daß erst eine genügend hohe Lithiumkonzentration im Gehirn erreicht werden muß, befriedigt nicht, weil man weiß, daß dies bereits während der ersten Behandlungwoche der Fall ist. Auch andere Erklärungsversuche, daß zum Beispiel eine gewisse Zeit vergeht, bis sich bestimmte Stoffwechselprozesse ändern, sind nicht die ganze Wahrheit; psychologische Gründe dürften ebenfalls eine Rolle spielen. Wenn Patienten nicht an eine prophylaktische Behandlung gewöhnt sind, vergessen sie häufig, ihre Medikamente regelmäßig einzunehmen, was zu baldigen Rückfällen führen kann.

Es gibt Patienten, die zwar keine regelrechten Krankheitsphasen mehr erleiden, aber Zustände erleben, die daran erinnern; einige Tage oder auch eine Woche lang mögen sie einmal das Gefühl haben, als entwickelte sich erneut eine depressive Phase, was dann aber glücklicherweise doch nicht eintritt.

Zusatzbehandlung

Wenn erneut manische Phasen während einer prophylaktischen Lithiumbehandlung auftreten, läßt sich die Situation oft unter Kontrolle bringen, indem man die Lithiumdosis eine Zeitlang erhöht oder zusätzlich ein Neuroleptikum verordnet. Depressive Phasen werden mit Antidepressiva behandelt oder in schweren Fällen auch einmal mit der Elektrokrampftherapie. Depressionen, die trotz einer Lithiumbehandlung auftreten, sind aber meist leicht und dauern nur wenige Wochen; es ist sowohl für einen Patienten als auch für seinen Arzt dann sehr befriedigend zusehen, daß auch ohne Rückgriff auf eine Zusatzmedikation wieder Beruhigung eintritt.

Alternative prophylaktische Behandlungsverfahren

Wenn sich bei Patienten mit häufigen und schwer verlaufenden Phasen Lithium als wirkungslos erweist, muß man an andere Verfahren denken. Wie bereits erwähnt, ist es möglich, durch die langfristige Gabe von antidepressiven Medikamenten erneute depressive Phasen zu verhindern, und die Entscheidung für die eine oder andere Therapieform mag man davon abhängig machen, was dem Patienten besser bekommt. Allerdings können bei Erkrankungen mit bipolarem Verlauf durch eine Langzeitbehandlung mit Antidepressiva erneute manische Phasen ausgelöst werden.

Neuerdings werden noch andere Medikamente, zum Beispiel die antiepileptischen Substanzen Carbamazepin und Valproat, für eine prophylaktische Behandlung empfohlen; aber auch hier sind noch weitere Untersuchungen notwendig, bis sichere Empfehlungen möglich sind.

Verliert Lithium allmählich seine Wirksamkeit?

Eine Reihe von Medikamenten verliert ihre Wirksamkeit, wenn man sie über längere Zeit einnimmt. Die Dosen müssen dann erhöht werden, oder die Behandlung muß für einige Zeit unterbrochen werden, um die frühere Wirksamkeit wieder zu erreichen. Lithium verhält sich in dieser Hinsicht anders. Selbst nach jahrelanger Behandlung besitzt es weiterhin seine volle Wirksamkeit.

Wie lange sollte eine Lithiumbehandlung fortgesetzt werden?

Eine Lithiumbehandlung wird durchgeführt, wenn ein Patient mehrere Rückfälle im Laufe der vergangenene Jahre erlitten hatte. Die Behandlung sollte dann in der Regel mehrere Jahre lang fortgeführt werden. Das bedeutet jedoch nicht, daß Patienten, die sich einmal in Behandlung befinden, nun für immer an Lithium gebunden sind. Man kann die Behandlung jederzeit beenden, wenn sie sich als wirkungslos erwiesen hat oder Nebenwirkungen unerträglich werden. Bestimmte Patienten müssen Lithium viele Jahre einnehmen, um nicht wieder Rückfälle zu erleiden. Auf der anderen Seite kennen wir auch Patienten, die Lithium nur für eine begrenzte Zeit benötigen. Bei Patienten mit unipolarem Krankheitsverlauf scheint die Beendigung der Lithiumbehandlung weniger risikoreich zu sein als bei Patienten mit Manien und Depressionen. Ist ein Patient im Laufe von 3 bis 4 Jahren völlig beschwerdefrei gewesen, kann er in Absprache mit dem behandelnden Arzt unter sorgfältiger Überwachung ein Behandlungsende in Erwägung ziehen. Sollte es dann doch zu Rezidiven kommen, wird man erneut mit einer Behandlung beginnen. Ein abruptes Absetzen von Lithium hat bei einigen Patienten vorübergehend innere Spannung und Unruhe ausgelöst. Man weiß nicht, ob es sich dabei um Entzugserscheinungen handelt oder aber um Phänomene, die durch das abrupte Wegfallen der leichten sedativen Lithiumwirkung bedingt sind. Es empfiehlt sich also, das Behandlungsende durch langsames Senken der Dosierung einzuleiten.

Behandlungspausen

Man hat sich gefragt, ob Patienten unter einer prophylaktischen Lithiumbehandlung gelegentlich, z. B. für einige Monate, mit der Tabletteneinnahme pausieren sollten. Dies kann man natürlich machen, aber das Risiko ist in vielen Fällen beträchtlich. Ein Lithiumabbruchversuch an 35 Patienten hat gezeigt, daß jeden Monat nach Beendigung der Lithiumeinnahme 1/8 der Patienten einen Rückfall erlitt. Nach 6 Monaten waren es 19 Patienten, nach einem Jahr 238 Patienten, bei denen sich eine neue Phase eingestellt hatte.

Die Situation mag für einen kleineren Teil von manisch-depressiven Patienten anders sein, bei denen die Manien oder Depressionen an die Jahreszeit gebunden sind, d.h. also, daß Rezidive z.B. in jedem Winter oder Frühjahr auftreten. In solchen Fällen könnte es vertretbar erscheinen, die Lithiumeinnahme im Frühsommer zu unterbrechen und im Spätherbst wieder aufzunehmen. Freilich ist dies bei näherem Zusehen keine sehr gute Idee. Erstens könnte sich der jahreszeitliche Rhythmus der Krankheit während der Behandlung geändert haben. Zweitens dauert es bei manchen Patienten einige Zeit, bis sich der volle prophylaktische Effekt entwickelt hat, so daß die Prophylaxe unter Umständen noch unzureichend ist, wenn die Behandlung zu spät wieder begonnen wurde. Alles in allem möchte ich mich eher gegen derartige Behandlungspausen aussprechen.

Zeitweilige Dosisreduktion

Von Depressionen befreit zu sein, ist sicher ein großer Segen; von manischen Stimmungsschwankungen befreit zu sein, erfüllt aber Patienten, die ihre manischen Phasen vermissen, mit sehr gemischten Gefühlen. Es erscheint deshalb wichtig, ein Problem anzusprechen, das vor allem Patienten beschäftigt, die trotz des allgemein guten prophylaktischen Lithiumeffekts gelegentlich das Gefühl haben, daß sich unter dem Schutz der Behandlung eine Manie ankündigt. Können solche Patienten die Lithiumdosis so weit erniedrigen, daß sich die Manie gerade in einem angenehmen Ausmaß entwickelt und doch unter Kontrolle bleibt? Ich bin versucht zu sagen: Dies ist nicht möglich. Allerdings kenne ich einige Patienten, die durch ein solches Verfahren die Überschußenergie und Nichtermüdbarkeit in der manischen Phase ausgenutzt haben, um zum Beispiel eine spezielle Arbeit fertigzustellen. Im Prinzip ist dies also möglich. Trotzdem rate ich zur Vorsicht bei der Anwendung dieses Verfahrens. Manien ähneln eher einem Vulkan als einem kochenden Wasserkessel: Wenn die Energien erst einmal freigesetzt sind, können sie den Patienten auch schnell überwältigen, was zu mangelnder Krankheitseinsicht und damit fehlender Kontrolle über die Medikation führt.

Wann sollte Lithium nicht verordnet werden?

Lithium wirkt nur bei der manisch-depressiven Erkrankung; deswegen sollte es Patienten, die an dieser Erkrankung nicht leiden, auch nicht verordnet werden. Es gibt eine Vielzahl anderer depressiver Erkrankungen, sogenannte psychogene Depressionen oder depressive Traurigkeit als Teil einer Neurose beispielsweise; in diesen Fällen ist Lithium wirkungslos. Ein Facharzt für Psychiatrie muß in jedem Falle zuerst die richtige Diagnose stellen, denn es wäre falsch, sich lediglich aufgrund einiger depressiver Symptome für eine Langzeitbehandlung mit Lithium zu entscheiden.

Schwere Nierenerkrankungen, Herzerkrankungen oder Störungen des Wasser- und Salzhaushaltes sind praktisch immer ein Grund, die Lithiumtherapie nicht durchzuführen. Dagegen spielen Lebererkrankungen, z.B. eine früher durchgemachte Hepatitis mit oder ohne Gelbsucht, in diesem Zusammenhang keine Rolle. Frauen sollten während der ersten drei Schwangerschaftsmonate kein Lithium einnehmen. Zurückhaltend sollte man bei Patienten mit Nierenerkrankungen, hohem Blutdruck oder Magen-Darm-Störungen sein; das gleiche gilt für Patienten, die auf eine natriumarme Diät eingestellt sind, Diuretika erhalten oder eine Abmagerungskur machen. Wenn unter den letztgenannten Bedingungen dennoch eine Lithiumbehandlung begonnen wird, muß dies bei sorgfältiger Kontrolle und häufigen Bestimmungen der Lithiumserumkonzentration erfolgen.

Die Nierenfunktion nimmt mit zunehmendem Alter ab, was aber nicht bedeutet, daß ältere Menschen kein Lithium einnehmen können. Sie benötigen nur niedrigere Dosen, und die Lithiumkonzentration im Blut sollte auf etwas niedrigere Werte als bei jüngeren Menschen eingestellt werden.

Lithium zur Behandlung anderer Erkrankungen

Eine Lithiumbehandlung ist auch bei anderen Erkrankungen versucht worden. Darüber zu berichten würde allerdings den Rahmen dieses Buches sprengen. Man muß aber darauf hinweisen, daß Lithium gelegentlich hilfreich bei der Behandlung von Patienten mit sogenannten schizoaffektiven Erkrankungen ist. Die Lithiumbehandlung kann in solchen Fällen zur Stabilisierung beitragen, obwohl es sich meist als notwendig erweist, gleichzeitig noch Neuroleptika zu verordnen. Außerdem hat man Lithium in Fällen von langfristiger emotionaler Labilität bei Kindern und Jugendlichen, plötzlicher impulsiver Aggressivität bei Personen mit labilem Charakter, Zuständen von Spannung und Niedergeschlagenheit vor der Menstruation und einer Reihe von körperlichen Krankheiten angewandt. In den meisten Fällen hat Lithium hier keine oder keine eindeutige Wirkung gezeigt.

Man muß betonen, daß Lithium seine Wirkung gegen pathologische Manien und Depressionen entfaltet; es ist jedoch sinnlos, Lithium in der Hoffnung einzunehmen, Ärger damit bremsen oder Erleichterung in der Trauer finden zu können.

Wie wirkt Lithium?

Lithium bewirkt eine Vielzahl biologischer Effekte, was wahrscheinlich darauf zurückzuführen ist, daß es den natürlich in der Natur vorkommenden Ionen Natrium, Kalium, Kalzium und Magnesium ähnlich ist. Lithium wirkt auf die Zellwand, die Impulsüberleitung, die hormonellen Vorgänge, auf metabolische Prozesse und vieles mehr. Wir kennen jedoch nicht die Effekte, die die Wirksamkeit in bezug auf manisch-depressive Krankheiten bedingen, denn auch die Ursachen dieser Erkrankung sind bis heute unbekannt. Es ist andererseits sehr unwahrscheinlich, daß die manisch-depressive Krankheit durch einen Lithiummangel verursacht wird. Wahrscheinlich reguliert Lithium bestimmte Gehirnvorgänge, die während einer Manie oder Depression aus der Balance geraten und die bei Personen mit einer Veranlagung für die manisch-depressive Erkrankung leicht störbar sind. Möglicherweise bewirkt Lithium eine gewisse geistige Widerstandsfähigkeit jenen immer noch unbekannten äußeren oder inneren Einflüssen gegenüber, die manische oder depressive Phasen auslösen können. Vielleicht normalisiert Lithium aber auch in Unordnung geratene biologische Rhythmen. Diese und noch viele andere Hypothesen werden zur Zeit untersucht, und ständig wächst das Wissen darüber, obgleich endgültige Antworten zur Zeit noch nicht gegeben werden können.

5. Was es bedeutet, mit Lithium behandelt zu werden

Vorzüge

Im Kapitel »Was es bedeutet, manisch-depressiv zu sein«, habe ich geschildert, welchen Einfluß die Erkrankung auf das tägliche Leben und Wohlbefinden eines Patienten und seiner Familie hat. Die Krankheitsphasen können ein Leben zerstören und Kummer und Sorgen bringen, und im symptomfreien Intervall mögen Ungewißheit, innere Unruhe und Angst vor der Zukunft die Überhand gewinnen.

All dies ändert sich im Rahmen einer erfolgreichen Lithiumprophylaxe. Rückfälle werden selten und verlaufen mild oder verschwinden vollständig. Die Persönlichkeit des Patienten wird wieder freier, so wie vor Beginn der Erkrankung. Ehepartner beschreiben einen Patienten oft mit den Worten: Er/sie ist wieder »im Gleichgewicht«, »in viel besserer Verfassung als in früheren Jahren«, »wieder fähig, schwierige Situationen zu überstehen«, »wieder die Person, die sie einmal war, als wir geheiratet haben« etc.

Nach vielen Jahren eines Lebens im Schatten der Angst mag neue Hoffnung schwer zu erringen sein, aber Schritt für Schritt erlebt der Patient und seine Angehörigen, daß sich der Krankheitsverlauf ändert und die Angst ihre Gewalt verliert. Das Leben wird für ihn wieder sicher und voraussehbar, wodurch normale soziale Beziehungen wieder wachsen können. Ein Patient schrieb einmal: »Vor allem aber ist man dankbar dafür, wenn die Umgebung wieder Zutrauen gewinnt und normale Anforderungen an einen stellt.« Patienten, deren Schicksal es war, häufig von schweren manisch-depressiven Rezidiven überfallen zu werden, können durch Lithium in erstaunlicher Weise wieder zu einer befriedigenden Lebensführung finden.

Schwierigkeiten

Eine Lithiumbehandlung ist also zweifellos von hohem Wert für viele Patienten. Warum tauchen dann trotzdem Vorbehalte oder

Angst bei Patienten und Verwandten auf? Warum lehnen gelegentlich Patienten die Einnahme ihrer Tabletten ab? Warum schließlich brechen einige Patienten die Behandlung gänzlich ab? Auf all diese Fragen gibt es keine einfachen und klaren Antworten, aber sie sind Anlaß, darüber nachzudenken, damit Patienten und behandelnde Ärzte darüber sprechen können. Es mag viele Gründe für die Unzufriedenheit der Patienten mit der Behandlung und ihren Wunsch, sie zu beenden, geben. Dies ist besonders dann der Fall, wenn die Behandlung nicht so gut hilft, wie der Patient sich vorgestellt oder erhofft hatte. Manchmal mag eine Fehldiagnose am Anfang der Behandlung gestanden haben. Wer vielleicht einen 100%igen Erfolg erwartet oder geglaubt hatte, die Behandlung könnte sämtliche persönlichen oder ehelichen Schwierigkeiten lösen, wird leicht zu enttäuschen sein. Auch gibt es manchmal Umstände im Leben eines Patienten, die das Festhalten an der Patientenrolle und ein bestimmtes Krankheitsmuster aufrechterhalten. Wieder andere wollen nicht auf das Hochgefühl und Selbstvertrauen während leichter Manien verzichten; sie nehmen dann die Tabletten nicht regelmäßig. Schließlich kommt es vor, daß die Behandlung bereits abgebrochen wird, bevor sich ein befriedigender Behandlungserfolg einstellen kann. Arzt und Patient müssen diese Probleme besprechen und gemeinsam entscheiden, wie es mit der Behandlung weitergehen soll.

Häufig passiert es, daß Patienten aufhören, ihre Lithiumtabletten einzunehmen, weil sie glauben, es sei für immer alles in Ordnung. Sie sind lange Zeit ohne Rückfälle gewesen und meinen deshalb, daß die Behandlung überflüssig geworden sei. Dies mag richtig oder falsch sein; aber auf jeden Fall müssen Patient und behandelnder Arzt im Gespräch miteinander bleiben.

Ein Teil der Patienten kann sich nicht damit abfinden, sich einer Dauerbehandlung unterziehen zu müssen. Sie lehnen die Vorstellung ab, daß ihre geistige Gesundheit und emotionale Ausgeglichenheit an ein Medikament gebunden sein soll, von dem sie in gewisser Weise abhängig zu sein scheinen. Dabei handelt es sich zwar nicht um eine Medikamentensucht im wörtlichen Sinn, also um die Entwicklung von Dosissteigerung und Gewöhnung, aber die strikte Notwendigkeit, jeden Tag etwas einnehmen zu müssen, mag das Gefühl der Unfreiheit vermitteln.

»Es ist eine enorme Anstrengung, sich an ein Leben mit Lithium zu gewöhnen«, schrieb eine Patientin. Sie dachte dabei an die regelmäßige tägliche Tabletteneinnahme, aber auch an die Neugier und das Mißtrauen von Leuten, die dies wahrnehmen. Manche sind sehr offen und verbergen nichts (»Jemand, der mich nicht akzeptiert, wie ich bin, ist die Bekanntschaft oder Freundschaft nicht wert«). Wer dagegen bittere Erfahrungen machen mußte, verheimlicht die Erkrankung und nimmt seine Medikamente heimlich ein. Dieselbe Patientin schilderte auch die Einstellung ihrer Familie, die manchmal so geartet ist, daß sich ein Patient wie ein Kranker verhält, selbst wenn eine erfolgreiche Lithiumbehandlung der Erkrankung bereits Einhalt gebieten konnte. »Man muß selbstbewußt sein und Eigensinn beweisen, um gegen die eingeschliffenen Erwartungen der eigenen Familie angehen zu können.«

Einige Patienten haben den Eindruck, daß Lithium ihre Persönlichkeit und Reaktionsweisen verändert. Das Leben scheint grauer als zuvor. Leistungsfähigkeit, Vitalität und Entschlußkraft sind weniger stark. Geistige und physische Reagibilität sowie Gedächtnisleistungen scheinen weniger prompt. Zugrunde liegt diesen Erfahrungen teilweile die Tatsache, daß Lithium die manische Antriebssteigerung kupiert oder abgeschwächt hat, und dies ist es, was viele Patienten erklärtermaßen nicht missen möchten. Es kann aber auch vorkommen, daß Lithium tatsächlich die normalen geistigen Leistungen hemmt und so das Gefühl einer Persönlichkeitsveränderung hervorruft. In solchen Fällen stellt sich manchmal nach Absetzen oder Dosisminderung von Lithium wieder die gewohnte Befindlichkeit ein.

Nicht immer jedoch wird die manische Euphorie vermißt. Einem Unternehmer hatte man Mangel an Mitgefühl vorgeworfen, nachdem sich unter Lithium seine leichten Depressionen gebessert hatten. Ein anderer Patient klagte, daß er in Diskussionen eine gewisse, als notwendig erachtete Erregbarkeit nicht halten könne. Er bemerkte dazu: »Ich bin ein Politiker, Herr Doktor, und muß bei Diskussionen in Fahrt kommen können.«

Schwere Nebenwirkungen bei unzureichendem Behandlungserfolg führen nicht selten dazu, daß Patienten die Behandlung eigenmächtig beenden; auch in diesen Fällen muß man Vor- und Nachteile gegeneinander abwägen. Folgende Nebenwirkungen sind in der Regel besonders störend: Gewichtszunahme, Tremor der Hände mit Beeinflussung der Handschrift, verstärkter Durst und häufiger Harndrang sowie gelegentliche Eruption von Psoriasis.

Das Gefühl enormer Erleichterung bei Freunden und Angehörigen des Patienten ist in fast allen Fällen die Konsequenz einer erfolgreichen Lithiumbehandlung. Dennoch brauchen diejenigen, die dem Patienten am nächsten stehen, Zeit, sich auf die neue Situation einzustellen. Das gilt insbesondere bei einer eventuellen Veränderung der ehelichen Beziehungen. Das Klima innerhalb einer Partnerschaft verbessert sich oft deutlich während einer Lithiumbehandlung, aber gelegentlich vermißt ein Ehepartner die sexuelle Intensität und Begeisterungsfähigkeit, die dem Patienten während leichter Manien einmal eigen war. Es kommt meist auch zu einer Umorientierung im Rollenverhalten sowie Neuverteilung von Verantwortlichkeiten innerhalb der Familie. Der Leidtragende ist in erster Linie der Ehepartner, dessen zentrale Rolle als Betreuer von Familie und Haushalt durch die Genesung des Patienten in Gefahr gerät. Damit jener die Therapie nicht ausgesprochen oder unausgesprochen sabotiert, müssen alle an der Behandlung beteiligten Personen an diesen Problemen gemeinsam arbeiten.

Lithium und kreative Arbeit

Patienten geben hin und wieder an, Lithium behindere den Fluß ihrer Ideen, Fantasien und Produktivität; kurzum, kreative Fähigkeiten seien eingeschränkt. Dies stellt eine schwere Beeinträchtigung für all jene dar, deren Berufstätigkeit von der Fähigkeit abhängt, schöpferisch zu sein und Ideen in praktische wissenschaftliche oder künstlerische Produktivität umzusetzen. Man vergesse jedoch nicht, daß Lithium zur Behandlung gehäufter manischer oder depressiver Phasen gegeben wird, die ja selbst kreative Arbeiten unmöglich machen. Die Frage lautet also: Was ist schlimmer, die Erkrankung oder die Behandlung?

Um mir eine Meinung bezüglich der Vor- und Nachteile zu bilden setzte ich mich mit manisch-depressiven Künstlern in Verbindung, deren Erkrankung durch Lithium gebessert worden war und fragte sie: »Haben sich Ihre kreativen Fähigkeiten geändert oder nicht?« 6 von 24 Künstlern gaben an, es habe sich keine Veränderung ergeben. Weitere 6 hatten den Eindruck, daß sie schwerfälliger geworden seien und ihre Produktivität abgenommen habe, 2 von ihnen hatten deshalb die Behandlung abgebrochen. Es war ihnen lieber, die Inspiration und den Elan leichter Manien zu haben, und sie nahmen dafür das Risiko erneuter depressiver oder schwerer manischer Phasen in Kauf. Schließlich fanden sich 12 Künstler, die im Gegensatz dazu über eine quantitativ und auch qualitativ höhere Schaffenskraft berichteten. Ihre Depressionen waren schmerzlich gewesen und hatten sie künstlerisch veröden lassen. Ihre Manien waren gekennzeichnet durch nutzlose Hektik. Unter Lithium war es dann zu stetiger Arbeitsfähigkeit und künstlerischer Disziplin mit quantitativ und qualitativ besseren Leistungen gekommen.

Zusammenarbeit zwischen Patient und Arzt

Eigenverantwortlichkeit des Patienten

Eine prophylaktische Lithiumbehandlung legt sowohl dem Patienten als auch dem Arzt eine Verantwortung auf, und nur durch Zusammenarbeit lassen sich optimale Therapieerfolge erreichen. Wie gesagt, solche Patienten unter prophylaktischer Langzeitbehandlung sind nicht »krank«. Deswegen sollten sie eine passive Patientenrolle zugunsten eigenverantwortlichen Bemühens um Besserung aufgeben. Bessere Resultate werden erreicht, wenn sich die Patienten mit Therapieanweisungen befassen und ihnen genau Folge leisten. Man braucht Entschlußkraft, um sich an einen neuen Lebensstil zu gewöhnen und gute Beziehungen zu Angehörigen und Freunden wieder aufleben zu lassen. Mut und Beharrlichkeit sind notendig, wenn sich die Krankheit noch einmal bemerkbar machen sollte. Die Unterstützung der Familie ist dabei unerläßlich.

Eine prophylaktische Lithiumbehandlung stellt ebenso Ansprüche an das Wissen und die Fähigkeiten des behandelnden Arztes. Im Umgang mit ihrer Erkrankung und der Behandlung wissen erfahrene Patienten manchmal mehr als die sie behandelnden

Ärzte; aber es ist ein Zeichen verantwortungsvollen Handelns, wenn sich ein Arzt eine gewisse Zeit ausbittet, um sich sachkundig zu machen. Niemand braucht sich dessen zu schämen. Weil sich dieses Buch auch an Ärzte richtet, ist auf der letzten Seite ein Hinweis auf weitere Literatur zu unserem Thema zu finden.

In den meisten Fällen ergeben sich bei der Durchführung einer Lithiumbehandlung keine unüberwindlichen medizinischen oder psychologischen Schwierigkeiten, und ein Arzt-Patienten-Kontakt braucht nicht besonders lang zu sein, wenn es um die Kontrolle von Labordaten geht. Der Arzt muß sich jedoch um das Wohlbefinden des Patienten und seine subjektiven Erfahrungen mit der Therapie, seien sie nun positiv oder negativ, kümmern. Stellen sich Probleme, muß darüber geredet werden. In gewissen Fällen empfiehlt es sich, eine Lithiumbehandlung in Kombination mit einer individuellen Psychotherapie, einer Gruppentherapie oder auch einmal einer Familientherapie durchzuführen.

Der Patient muß wissen, daß er sich auf den Arzt verlassen kann und im Falle von Problemen einen aufmerksamen Zuhörer findet. Die Kontaktperson kann dafür in vielen Fällen genausogut eine Krankenschwester, ein Psychologe oder ein in der Lithiumtherapie erfahrener Sozialarbeiter sein. Andere Patienten, die mit Lithium behandelt werden oder einmal behandelt worden sind, können bei bestimmten Fragen ebenfalls hilfreich sein. Ein Erfahrungsaustausch im Wartezimmer einer speziellen Ambulanz für Lithiumpatienten kann wertvoll sein, und man kann sich im Rahmen von Selbsthilfeorganisationen oder Klubs treffen, um Probleme miteinander zu besprechen.

6. Praktische Durchführung der Behandlung

Lithiumtabletten

Es gibt viele Arten und Größen von Tabletten. In Tab. 1 sind diejenigen aufgeführt, die in deutschsprachigen Ländern erhältlich sind. Die Tabletten enthalten Lithiumkarbonat, Lithiumsulfat, Lithiumaspartat oder Lithiumazetat. Es spielt keine große Rolle, ob man das eine oder andere Salz verwendet, weil nur der Lithiumanteil des Salzes, das Lithiumion, wirksam ist*. Es ist wichtiger, daß die Lithiummenge in verschiedenen Tabletten verschieden groß ist. Bei den Tabletten, die in der Tabelle aufgeführt sind, schwankt die Lithiummenge von 3,2 bis 12,2 Millimol (mmol) pro Tablette. Ungewollte Über- oder Unterdosierungen sind dadurch zustande gekommen, daß diese Unterschiede nicht berücksichtigt wurden. Es ist zweckmäßiger, die Lithiummenge in Millimol von Lithiumion pro Tablette auszudrücken als in Milligramm (mg) von Lithiumsalz pro Tablette. Die Lithiumkonzentration im Serum wird ebenfalls als Millimol pro Liter (mmol/l) ausgedrückt.

Die Tabletten sind in zwei Formen erhältlich, als Normal- oder als Retardpräparate. Die Anwendung der letzteren hat den praktischen Vorteil, daß Lithium langsam freigesetzt und damit aus dem Darm mit verminderter Geschwindigkeit aufgenommen wird.

Es spielt praktisch keine Rolle, ob die Lithiumtabletten vor, während oder nach den Mahlzeiten eingenommen werden. Wichtig ist allerdings, daß man zusammen mit der Einnahme der Lithiumtabletten reichlich Flüssigkeit zu sich nimmt.

Manche Patienten haben Schwierigkeiten, Tabletten zu schlukken. Hier kann man die Tabletten in Joghurt oder etwas Ähnli-

* Lithiumaspartat ist allerdings eine klinisch wenig untersuchte Substanz. Seine Verwendung kann deshalb nur mit Zurückhaltung empfohlen werden. Insbesondere gibt es keinen stichhaltigen Beweis für die Behauptung, daß man bei der Verwendung von Aspartat mit geringeren Lithiumserumkonzentrationen auskommen kann, als sie sonst üblich sind.

Tabelle **1** In deutschsprachigen Ländern erhältliche Lithiumpräparate*

Name	Hersteller	Lithiumsalz	Menge des Salzes (mg/Tab.)	Menge an Lithium (m/mol/Tab.)	Tablettenart
Hypnorex retard	Delalande	Karbonat	400	10,8	Retard
Lithiofor	Vifor S. A., Schweiz	Sulfat	660	12,0	Retard
Lithium-aspartat	Köhler Chemie	Aspartat	500	3,2	Normal
Lithium-Carbonicum	Vifor S. A., Schweiz	Karbonat	250	6,8	Normal
Lithium-Duriles	Astra	Sulfat	330	6,0	Retard
Lithium-Scharffenberg	Scharffenberg, DDR	Karbonat	300	8,1	Normal
Neurolepsin	Kwizda, Österreich	Karbonat	300	8,1	Normal
Quilonorm	Smith Kline Dauelsberg, Österreich	Azetat (wasserfrei)	536	8,1	Normal
Quilonorm Retard	Smith Kline Dauelsberg,	Karbonat	450	12,2	Retard
Quilonum	Smith Kline Dauelsberg,	Azetat (wasserfrei)	536	8,1	Normal
Quilonum Retard		Karbonat	450	12,2	Retard

* Der Verfasser hat versucht, eine möglichst genaue Information über die auf dem Markt befindlichen Präparate zu geben; er kann aber nicht für Fehler oder Auslassungen verantwortlich gemacht werden.
Falls nichts anderes vermerkt, handelt es sich um Präparate, die in der Bundesrepublik Deutschland eingeführt sind.

chem verabreichen. Lithiumtabletten müssen auch nicht unbedingt jeden Tag zur gleichen Zeit eingenommen werden. Allerdings ist es entscheidend, daß vor einer geplanten Blutabnahme zur Kontrolle des Lithiumspiegels die letzte Lithiumdosis möglichst genau 12 Stunden, d.h. zwischen 11 und 13 Stunden, vor der Blutabnahme eingenommen wird.

Alle Lithiumpräparate sollten an einem trockenen Platz, geschützt vor direkter Sonneneinstrahlung und außerhalb der Reichweite von Kindern aufbewahrt werden.

Viele Patienten finden es schwierig, an die Tabletteneinnahme zu denken, zumindest bevor sich nicht eine gewisse Routine eingespielt hat. Wir sprechen hier ja von der prophylaktischen Behandlung, und das bedeutet, daß keinerlei Krankheitssymptome den Patienten an die Tabletteneinnahme erinnern. Eine Hilfe in solchen Fällen könnten durchsichtige Kunststoffbehälter geben, die für jeden Tag in der Woche ein getrenntes Fach enthalten. Wenn der Behälter an einem bestimmten Tag der Woche gefüllt wird, dann kann man mit einem Blick sehen, ob zu irgendeinem Zeitpunkt die Tabletteneinnahme vergessen wurde. Sollte dies der Fall sein, dann ist es nicht günstig, diese Dosis »nachzuholen«, indem das nächste Mal mehr Tabletten eingenommen werden. Das einmalige oder zweimalige Auslassen der Tabletteneinnahme spielt im allgemeinen keine große Rolle.

Welches Lithiumpräparat?
Wie häufig muß Lithium täglich eingenommen werden?

Aus Retardpräparaten wird Lithium im Magen bzw. im Darm langsamer freigesetzt als aus Normalpräparaten, und deshalb sind auch die täglichen Schwankungen des Lithiumblutspiegels bei Retardpräparaten geringer. Gleiches trifft zu, wenn Lithium auf zwei oder drei tägliche Dosen verteilt wird, statt in einer einzigen Dosis am Abend eingenommen zu werden.

Welche Rolle die Schwankungen des Lithiumblutspiegels für die Wirksamkeit und das Auftreten von Nebenwirkungen spielen, ist nicht völlig geklärt. Bis vor einigen Jahren wurde allgemein angenommen, daß eine geringe Schwankung des Lithiumblutspiegels zu weniger Nebenwirkungen führen müßte als eine Behandlung mit größeren Schwankungen. Untersuchungen der letzten Jahren haben allerdings Zweifel aufkommen lassen, ob diese Annahme für alle Arten von Nebenwirkungen gleichermaßen zutrifft. Während Zittrigkeit der Hände wohl weniger häufig auftritt, wenn Lithium in Form von Retardpräparaten und auf mehrere tägliche Dosen verteilt eingenommen wird, könnte es sein, daß andere typische Nebenwirkungen wie Durst und die Notwendigkeit zu häufigem Wasserlassen gerade dann seltener auftreten, wenn Normalpräparate benutzt und Lithium in einer einzigen Tagesdosis eingenommen wird. Die wichtigste Maßnahme, um Nebenwirkungen möglichst gering zu halten, besteht allerdings wohl immer noch darin, die Dosierung und Lithiumblutkonzentration so niedrig wie möglich einzustellen. Zusätzlich kann man probieren, ob ein Wechsel des Lithiumpräparates oder eine Veränderung der Anzahl der täglichen Einnahmezeitpunkte Vorteile hinsichtlich des Auftretens von speziellen Nebenwirkungen bietet.

Selten wird es notwendig sein, mehr als zwei tägliche Dosen einzunehmen. Wenn aber tatsächlich die Verteilung auf drei Tagesdosen am besten vertragen wird, sollten die Tabletten vorzugsweise am Morgen, am späten Nachmittag und zur Nacht eingenommen werden. Die Erfahrung zeigt nämlich, daß die Tabletteneinnahme während der Arbeitszeit häufig vergessen wird.

Laborkontrollen

Vor Beginn einer Lithiumbehandlung wird der Patient vom Arzt untersucht und bezüglich früherer und z. Zt. bestehender Krankheiten befragt. Laborkontrollen dienen der Überprüfung des körperlichen Zustandes. Solche Kontrollen können die Bestimmung des Kreatinins im Serum, der Blutsenkungsgeschwindigkeit und des die Schilddrüsen stimulierenden Hormons im Blut (TSH) umfassen. Hierzu kommt die Kontrolle des Blutdrucks, Ableitung eines EKG und die Bestimmung des Körpergewichts. Je nach dem Alter, dem Allgemeinzustand und früher aufgetretenen Krankheiten werden u. U. zusätzliche Untersuchungen notwendig sein. In manchen Krankenhäusern wird bei jüngeren Frauen grundsätzlich ein Schwangerschaftstest durchgeführt.

Auch während der Behandlung mit Lithium sind regelmäßige

Laborkontrollen notwendig. Diese bestehen vor allem in der Bestimmung der Blutkonzentration von Lithium, Kreatinin und TSH, jedoch können zusätzliche Untersuchungen erforderlich werden.

Die Lithiumblutkonzentration wird während der ersten Wochen der Behandlung einmal wöchentlich durchgeführt, um die richtige Dosierung zu ermitteln. Danach können die Blutkontrollen in längeren Abständen, z.B. alle 2 bis 6 Monate, gemacht werden, um den Patienten gegen eine mögliche Über- oder Unterdosierung zu schützen. Dabei gilt die besondere Aufmerksamkeit eventuellen unerwarteten Veränderungen der Lithiumkonzentration. Ein stetiger Anstieg des Lithiumblutspiegels bei unveränderter Dosierung oder auch ein unverhältnismäßig großer Anstieg nach einer mäßigen Dosiserhöhung kann bedeuten, daß Lithium von der Niere schlechter ausgeschieden wird. In einem solchen Falle kann es notwendig werden, die Eßgewohnheiten, alle zusätzlich eingenommenen Medikamente und die Nierenfunktion genauer zu überprüfen. Der Lithiumspiegel wird in Blutproben bestimmt, die 12 (11–13) Stunden nach Einnahme der letzten Lithiumdosis abgenommen werden. Wenn der Zeitabstand kürzer oder länger war, so sollte dies der Patient in jedem Fall dem Arzt berichten.

Die Blutproben werden üblicherweise aus einer Ellenbogenvene genommen, jedoch gibt es auch Laboratorien, die mit so empfindlichen Apparaturen ausgestattet sind, daß sie nur sehr kleine Blutmengen benötigen, die durch einen Stich in das Ohrläppchen oder in die Fingerbeere entnommen werden können. Die Patienten brauchen zum Zeitpunkt der Blutabnahme nicht nüchtern zu sein, d.h., sie können zuvor frühstücken und Tee oder Kaffee trinken.

Die Kreatininblutkonzentration wird untersucht, um die Nierenfunktion zu überprüfen. Lithium wird fast ausschließlich durch die Nieren ausgeschieden, weshalb es wesentlich ist, jede Nierenerkrankung bzw. eine beeinträchtigte Nierenfunktion rechtzeitig zu erkennen. Dabei spielen Veränderungen der Kreatininblutkonzentration eine wesentlichere Rolle als absolute Werte, weil ein stetiger Anstieg des Kreatinins im Blut eine verringerte Nierenfunktion bedeuten kann, selbst wenn die Konzentration noch innerhalb des normalen Bereichs liegt.

TSH im Blut wird etwa alle 6 bis 12 Monate untersucht, um rechtzeitig mögliche Veränderungen der Schilddrüsenfunktion zu erkennen.

Eine Lithiumbehandlung stellt kein Hindernis dar, wenn sich Patienten als Blutspender zur Verfügung stellen wollen.

Anpassung der Lithiumdosis während einer Lithiumprophylaxe

Die Dosierung bei einer Lithiumprophylaxe sollte so gewählt werden, daß sie gegen manische und depressive Rückfälle schützt und gleichzeitig möglichst wenig Nebenwirkungen hervorruft. Häufig können Nebenwirkungen nicht völlig vermieden werden. Die notwendige Dosis ist für die einzelnen Patienten verschieden: Während für den einen Patienten 6 bis 8 mmol ausreichend sind, wird ein anderer 60 bis 80 mmol benötigen. Im allgemeinen liegen die prophylaktischen Dosierungen zwischen 20 und 40 mmol täglich.

Aus zwei Gründen ist die Dosierung von Patient zu Patient unterschiedlich. Zum einen scheiden die einzelnen Patienten Lithium mit unterschiedlicher Geschwindigkeit aus, so daß sie unterschiedliche Lithiummengen benötigen, um die gleiche Blutkonzentration zu erreichen. Zum anderen ist auch die Reaktion der einzelnen Patienten auf Lithium unterschiedlich so daß von Patient zu Patient auch der einzustellende Lithiumblutspiegel etwas differieren kann. Da man sowohl die Reaktion des Patienten als auch seine Ausscheidungsgeschwindigkeit nicht von vornherein wissen kann, muß die Dosisanpassung in Stufen geschehen; in Tab. 2 findet sich ein entsprechender Vorschlag für eine Vorgehensweise, die 3 Stufen oder Phasen beinhaltet.

Phase I: Während der ersten Woche wird eine Lithiumdosis verordnet, die so niedrig ist, daß sie selbst dann noch unschädlich sein wird, wenn bei dem Patienten eine große Empfindlichkeit gegenüber Lithium und eine niedrige Ausscheidungsgeschwindigkeit vorliegt. Hierfür ist eine Tagesdosis von 12 mmol geeignet.

Phase II: Nach einer Woche wird die Lithiumblutkonzentration bestimmt, und die Dosis wird jetzt entsprechend einer Standardblutkonzentration von 0,6 bis 0,8 mmol/l angepaßt. In diesem

Tabelle **2** Vorschlag für das Vorgehen zur Dosisanpassung während einer Lithiumprophylaxe

Phase I:	Beginn der Behandlung mit einer niedrigen Dosierung, z.B. 12 mmol täglich.
Phase II:	Nach einer Woche Bestimmung des Lithiumserumspiegels und Anpassung der Dosis (direkte Proportionalität zwischen Dosis und Blutspiegel!) auf einen Blutserumspiegel von 0,6 bis 0,8 mmol/l. Wöchentliche Blutkontrollen während der folgenden zwei Wochen; falls notwendig nochmalige Dosisanpassung.
Phase III:	Beim Auftreten manischer oder depressiver Rückfälle trotz Lithiumblutspiegels von 0,6 bis 0,8 mmol/l geringe Erhöhung der Dosis auf Dauer. Beim Auftreten lästiger Nebenwirkungen trotz Lithiumblutspiegels von 0,6 bis 0,8 mmol/l leichte Erniedrigung der Dosierung. Patient wird dann auf den neuen (höheren oder niedrigeren) Blutspiegel dauernd eingestellt.

Konzentrationsbereich kann man im allgemeinen einen guten prophylaktischen Effekt bei relativ wenig Nebenwirkungen erwarten. Es besteht eine direkte Proportionalität zwischen Dosierung und Lithiumblutspiegel, d.h., daß eine Verdoppelung der Dosierung auch zu einer Verdoppelung der Lithiumblutkonzentration führt. Blutkontrollen während der folgenden Wochen sollen sicherstellen, daß der angestrebte Lithiumspiegel auch erreicht worden ist.

Phase III: Das Auftreten von Rückfällen oder von sehr lästigen Nebenwirkungen kann bei einigen Patienten eine nochmalige Anpassung der Dosierung notwendig machen, um einen Blutspiegel einzustellen, der sich außerhalb des üblichen Bereiches befindet. Einzelne Patienten vertragen keine Blutspiegel über 0,3 bis 0,6 mmol/l und benötigen sie auch nicht, während andere Patienten gegen manische und depressive Rückfälle nur geschützt sind, wenn ihr Lithiumblutspiegel zwischen 0,8 und 1,1 mmol/l liegt. Lithiumblutkonzentrationen von unter 0,3 mmol/l sind fast immer unwirksam, und Blutspiegel über 1,1 mmol/l beinhalten das Risiko ernsthafter Nebenwirkungen, ja u.U. der Lithiumvergiftung.

In diesem Zusammenhang muß darauf hingewiesen werden, daß eine ungenügende Wirksamkeit der Lithiumbehandlung auch andere Gründe als eine zu niedrige Dosierung bzw. einen zu niedrigen Lithiumblutspiegel haben kann, nämlich Nachlässigkeit bei der Tabletteneinnahme, zu kurze Behandlungsdauer, psychologische Probleme usw. Immer muß die Gesamtsituation des Patienten berücksichtigt werden, wenn Maßnahmen gegen einen Behandlungsmißerfolg ergriffen werden.

Während der ganzen Behandlung: Besondere Aufmerksamkeit gilt *Veränderungen* des Lithiumblutspiegels. Stetiger Anstieg des Blutspiegels bei unveränderter Dosierung oder unverhältnismäßig großer Anstieg nach einer Dosiserhöhung weist auf eine Verminderung der Lithiumausscheidung durch die Niere hin und erfordert weitere Untersuchungen.

7. Nebenwirkungen

Die Lithiumbehandlung ist oft vom Auftreten von Nebenwirkungen begleitet. In vielen Fällen sind sie nicht sehr störend und verschwinden möglicherweise nach kurzer Zeit wieder. Nebenwirkungen können aber auch so beunruhigend und unangenehm werden, daß die Patienten die Behandlung lieber abbrechen, weil sie finden, daß diese unerwünschten Wirkungen einen zu hohen Preis auch für eine wirksame Behandlung darstellen.

Gelegentlich wird der Lithiumbehandlung unberechtigterweise die Schuld gegeben. Jede chronische Behandlung wird fast automatisch zum Sündenbock für die verschiedensten Beschwerden. Patienten neigen dazu, jede Unpäßlichkeit und jedes Mißbefinden, seien es Kopfschmerzen, Schlaflosigkeit oder ein Magengeschwür, der Medikation anzulasten. Das gleiche gilt auch, wenn die Patienten sich nicht in optimaler Form fühlen, nicht so glücklich und energiegeladen sind, wie sie es gerne wären oder meinen, sein zu müssen. In dieser Hinsicht unterscheidet sich die Lithiumprophylaxe nicht von anderen Langzeitbehandlungen.

Nebenwirkungen bei Behandlungsbeginn

Der Beginn einer Lithiumbehandlung ist oft mit Nebenwirkungen während der ersten ein bis zwei Wochen verbunden, wie z.B. Übelkeit, Bauchschmerzen, weiche Stuhlbeschaffenheit und ein Müdigkeitsgefühl in Armen und Beinen. Der Körper gewöhnt sich aber schließlich an das Medikament, und diese Nebenwirkungen verschwinden gewöhnlich bei Fortsetzung der Behandlung.

Händezittern (Tremor)

Ein leichtes Zittern (Tremor) der Finger bzw. Hände kommt relativ oft vor. Es hat die gleiche Anzahl von Schlägen pro Sekunde (etwa 8 bis 10) wie der oft gesehene Tremor bei normalen unbehandelten Personen und stellt wahrscheinlich eine Verschlimmerung des »natürlichen« Tremors dar. In den meisten Fällen ist der Tremor so schwach, daß er kaum bemerkt wird. Einige Patienten empfinden ihn als störend, weil sie beruflich eine besonders ruhige Hand brauchen (Chirurgen, Uhrmacher) oder weil sie bei Partys verlegen werden, wenn die Kaffeetasse auf der Untertasse klappert oder wenn sie mit beiden Händen greifen müssen, um nichts zu verschütten. Es ist besonders störend für Patienten mit Tremor, wenn sie ganz ohne Grund als »nervös« angesehen werden.

Der Tremor kann während des Tages wechseln und wird u.U. schlimmer, wenn der Patient müde und abgespannt ist, oder auch, wenn er koffeinhaltige Getränke (Kaffee, Tee, Kola) zu sich genommen hat. Die Entwicklung eines groben, unregelmäßigen Tremors kann Zeichen einer drohenden Lithiumintoxikation sein!

Durch eine Erniedrigung der Lithiumdosis und des Lithiumblutspiegels kann ein lästiger Tremor gemildert oder beseitigt werden. Gelegentlich ist es auch sinnvoll, von einem Lithium-Normalpräparat auf ein Retardpräparat zu wechseln bzw. die Tagesdosis auf 2 oder 3 Einnahmezeitpunkte zu verteilen, falls dies bisher noch nicht der Fall war.

Sind diese zwei Maßnahmen nicht ausreichend, ist es möglich, den Tremor durch gleichzeitige Einnahme von »Betarezeptorenblockern« zu mildern. Die Patienten können z.B. Propranolol (»Dociton«) oder Pindolol (»Visken«) in kleinen Dosierungen nehmen. Die Behandlung sollte von einem Arzt eingeleitet werden. Einige Patienten vertragen diese Medikamente nicht. Der Tremor ist normalerweise nicht gänzlich durch die Behandlung verschwunden, ist aber oft so weit reduziert, daß er nicht länger störend wirkt. Patienten sollten Propranolol oder Pindolol nicht ununterbrochen einnehmen, sondern nur in Situationen, wo der Tremor besonders stört. Die Wirkung der tremorreduzierenden Mittel kann verschwinden, erscheint aber wieder nach einer Einnahmeunterbrechung von etwa einem Monat.

Einige wenige Patienten fühlen sich auch durch eine verringerte Reaktionsgeschwindigkeit und Genauigkeit bei schnellen Ballspielen wie z.B. Tischtennis oder Squash belästigt. Andere Patienten klagen über eine schlecht lesbare Handschrift.

Wirkung auf das Herz

Funktionsveränderungen oder Änderungen der elektrischen Aktivität des Herzens (EKG) sind ab und zu während einer Lithiumbehandlung zu beobachten. Die Fälle sind so selten, daß es schwierig ist, zuverlässige Informationen über die Rolle des Lithiums zu erhalten. Im Falle einer schon bestehenden Herzerkrankung sollte die Lithiumbehandlung mit einem Herzspezialisten besprochen werden.

Wirkung auf die Schilddrüse

Die Schilddrüse ist eines der Organe, das durch eine Lithiumbehandlung beeinflußt werden kann. Während der Behandlung können sich die Schilddrüse und der Halsumfang vergrößern (Kropf), oder die Schilddrüsenfunktion wird gehemmt, was zu einem niedrigeren Stoffwechsel (Myxödem) führt. Der vergrößerte Halsumfang wird normalerweise von der Umgebung des Patienten bemerkt, oder der Patient merkt, daß der Kragen zu eng wird. Ein Myxödem ist schwieriger zu erkennen, weil einige seiner Symptome einer leichten Depression ähneln. Die Patienten werden müde, haben eine mangelnde Vitalität, werden traurig und langsam. Zusätzich haben sie ein Kältegefühl, und die Haut verdickt sich.

»Durch Lithium verursachter Kropf und Myxödem« klingt schlimm; es sind aber die am einfachsten zu behandelnden Nebenwirkungen. Die Patienten sollten mit Schilddrüsenhormon (Thyroxin) behandelt werden; die Schilddrüse geht dann auf normale Größe zurück, und die Zeichen eines Myxödems verschwinden. Lithium und Thyroxin werden zusammen als Langzeitbehandlung verabreicht. Dies ist eine einfache medizinische Aufgabe. Das Problem besteht darin, die Nebenwirkungen früh genug zu entdecken. Wie oben berichtet, können Patient und Arzt ein Myxödem mit einem leichten depressiven Rückfall verwechseln; es nützt nichts, ein Myxödem mit Antidepressiva zu behandeln. Mit anderen Worten, man muß an die Möglichkeit von Kropfbildung und Myxödem denken und den Arzt konsultieren, wenn der Verdacht besteht, daß sich diese Nebenwirkungen entwickeln.

Wirkung auf die Niere

Die Nieren sind von entscheidender Wichtigkeit für die Ausscheidung von Lithium und somit für eine sichere Lithiumbehandlung. Vor einigen Jahren entstand Besorgnis, nachdem die mikroskopische Untersuchung von Nierengewebe Hinweise ergeben hatte, daß es in den Nieren von mit Lithium behandelten Patienten zu Veränderungen der Gewebestruktur kommen kann. Die Frage mußte diskutiert werden, ob eine langfristige Lithiumbehandlung möglicherweise Nierenschäden und damit schließlich eine Funktionsuntüchtigkeit der Nieren verursachen könnte. Glücklicherweise hat sich diese Furcht als unbegründet erwiesen. Ausgedehnte Untersuchungen großer Patientengruppen haben gezeigt, daß die Lithiumbehandlung, auch wenn sie über viele Jahre durchgeführt wird, nicht etwa zu einer langsamen Zerstörung der Nieren und zu deren Funktionsuntüchtigkeit führt.

Es ist richtig, daß die Lithiumbehandlung eine bestimmte Funktion der Niere, nämlich die Wasserausscheidung, beeinflußt, aber dies ist ein seit vielen Jahren bekanntes Faktum. Die menschliche Niere besteht, funktionell gesehen, aus mehreren, hintereinander geschalteten Abschnitten. Im ersten Abschnitt werden große Mengen eines sehr verdünnten Harns hergestellt, d.h. mehrere hundert Liter täglich. In den späteren Abschnitten wird dieser Harn jedoch wieder konzentriert, indem ein großer Teil des Wassers wieder zurück in das Blut transportiert wird, so daß schließlich nur ein halber bis 2 Liter Harn pro Tag ausgeschieden werden, wobei die Menge von den individuellen Trinkgewohnheiten abhängt. Während einer Lithiumbehandlung ist diese Fähigkeit der Niere, den »Primärharn« zu konzentrieren, manchmal beeinträchtigt, so daß ein unnormal großes Harnvolumen ausgeschieden wird, z.B. 2 bis 4 Liter täglich, in manchen Fällen aber auch 6 bis 8 Liter und mehr.

Diese vermehrte Harnproduktion nennt man eine »Polyurie«. Patienten, bei denen diese Nebenwirkung auftritt, müssen häufiger Harn lassen; dies kann die Nachtruhe stören und auch am Tage zu unbequemen Situationen führen. Der erhöhte Verlust von Flüssigkeit macht natürlich eine erhöhte Aufnahme von Flüssigkeit notwendig (»Polydipsie«). Die Patienten werden schnell durstig und müssen trinken. Wenn sie über einige Stunden hinweg den Durst nicht stillen können, fühlen sie sich unwohl. Eine weitere unangenehme Folge der Polydipsie besteht darin, daß die Aufnahme großer Mengen kalorienhaltiger Getränke zu erhöhtem Körpergewicht führen kann, und das Trinken von zuviel Bier kann schließlich im Alkoholismus enden.

Patienten mit einer lithiumbedingten Polyurie tragen ein besonderes Risiko, Wasser zu verlieren, also quasi »auszutrocknen«, wenn sie nicht genügende Mengen von Flüssigkeit zu sich nehmen.

Die beste Maßnahme gegen diesen Effekt von Lithium auf die Wasserausscheidung ist es, möglichst niedrige Dosierungen und Lithiumblutspiegel anzuwenden. Eine Beeinträchtigung der Fähigkeit zur Wasserkonzentration scheint weniger häufig aufzutreten, wenn der Lithiumblutspiegel unterhalb 0,8 mmol/l eingestellt wird. Eine sehr ausgeprägte Polyurie kann mit sog. Diuretika behandelt werden. Da diese Therapie aber nicht ohne Risiko ist, sollte sie nur unter sehr sorgfältiger Überwachung durchgeführt werden. Nach der Unterbrechung einer Lithiumbehandlung normalisiert sich die Fähigkeit der Niere zur Wasserkonzentration wieder, allerdings kann dies mehrere Monate in Anspruch nehmen.

Wirkung auf die Haut

Selten werden während einer Lithiumbehandlung Hautveränderungen beobachtet. So kann beispielsweise Akne (Pickelbildung) neu auftreten oder eine bestehende Akne kann sich verschlimmern. Das gleiche gilt für eine Psoriasis (Schuppenflechte). Im allgemeinen bilden sich diese Erscheinungen zurück, wenn die Lithiummedikation unterbrochen wird.

Wirkung auf Magen und Darm

In den ersten Tagen nach Beginn einer Lithiumbehandlung, manchmal aber auch wesentlich später, können Magenschmerzen, Übelkeit bzw. Veränderungen der Darmfunktion auftreten. Die Stühle sind häufig weicher, und ein plötzlich auftretendes dringendes Bedürfnis, die Toilette aufzusuchen, kann gelegentlich lästig werden. In solchen Fällen sollte ein Wechsel der Medikation von Retardtabletten auf Normaltabletten versucht werden.

Ödeme

Eine vorübergehende Bildung von Ödemen kommt bei mit Lithium behandelten Patienten gelegentlich vor. Sie können an den Füßen, den Händen, der Bauchdecke und manchmal im Gesicht lokalisiert sein. Meistens verschwinden sie nach einer kurzen Zeit, können aber auch längere Zeit bestehen bleiben. In dieser Situation erscheint eine Behandlung mit Diuretika vielleicht angezeigt, aber wie schon betont, sollte solch eine Behandlung nur unter sorgfältiger und häufiger Kontrolle der Lithiumserumkonzentration durchgeführt werden.

Gewichtszunahme

Viele manisch-depressive Patienten haben schon unter einer Behandlung mit Antidepressiva oder Neuroleptika die Erfahrung gemacht, daß sie dabei an Gewicht zunehmen. Diese Nebenwirkung kann auch unter einer Lithiumbehandlung auftreten. Ursächlich spielt hierfür möglicherweise eine Beeinflussung des Stoffwechsels oder des appetitregulierenden Zentrums im Gehirn eine Rolle. Im Falle einer Lithiumbehandlung entsteht jedoch eine Gewichtszunahme wohl auch dadurch, daß die Patienten den durch Lithium verursachten Durst mit kalorienreichen Getränken wie z. B. Bier, Milch, Limonaden etc. stillen.

Die Gewichtszunahme kann eine sehr lästige Nebenwirkung darstellen, und manche Patienten möchten deswegen die Behandlung beenden. Die einzig wirksame Gegenmaßnahme besteht in einer Verminderung der Kalorienzufuhr, und es ist deswegen besonders wichtig, daß Patienten unter einer Lithiumtherapie ihren Durst mit Wasser, Tee oder anderen Getränken stillen, die nicht mit Zucker, sondern mit Süßstoff gesüßt werden.

Falls Patienten eine Schlankheitskur beginnen wollen, so müssen sie unbedingt zusätzlich Kochsalz zu sich nehmen. Schlankheitspillen mit stimulierenden Eigenschaften (»Appetitzügler«) sollen nicht eingenommen werden.

Psychische Nebenwirkungen

Die Art und Häufigkeit psychischer Nebenwirkungen von Lithium sind nicht restlos geklärt, da die manisch-depressive Erkrankung selbst nicht nur die Stimmung und den Antrieb, sondern auch die Konzentrationsfähigkeit und das Gedächtnis beeinträchtigt, so daß die Unterscheidung schwerfallen kann, welche Effekte durch Lithium und welche durch die Krankheit selbst verursacht sind.

Psychologische Untersuchungen an freiwilligen Versuchspersonen vor, während und nach der Einnahme von Lithiumsalzen haben zumindest in einigen Fällen Veränderungen der Wachheit, des Gedächtnisses, der Reaktionsfähigkeit usw. gezeigt. Da aber aus verständlichen Gründen derartige Versuche nur über eine kurze Zeit, d.h. Tage oder wenige Wochen, durchgeführt werden können, bleibt unklar, inwieweit die Ergebnisse ohne weiteres auf Patienten unter einer langfristigen Lithiumbehandlung übertragbar sind. Informativer sind psychologische Untersuchungen an Patienten unter einer Lithiumbehandlung, die für eine gewisse Zeit auf Tabletten umgestellt wurden, die gleich aussahen wie ihre bisherigen Tabletten, jedoch kein Lithium enthielten, sog. Placebos. Dies hat bei einigen Patienten zu manischen oder depressiven Rückfällen geführt. Unter den Patienten, die während der Umstellung keine Rückfälle erlitten, wurden in einigen Fällen ein verbessertes Gedächtnis für optische Reize und eine verbesserte Fähigkeit, komplexe Aufgaben auszuführen, beobachtet. Zwischen dem Ergebnis solcher Untersuchungen und den Klagen mancher mit Lithium behandelter Patienten über eine verschlechterte Gedächtnisleistung und eine verringerte Reaktionsgeschwindigkeit mag durchaus ein Zusammenhang bestehen.

Psychische Nebenwirkungen von Lithium verschwinden u.U., wenn die Dosis verringert wird. Eine Patientin drückte dies z.B. folgendermaßen aus: »Innerhalb eines Monats wurde aus dem ›Roboter‹ wieder ein lebendiger Mensch.«

Es sollte aber nie vergessen werden, daß eine Beeinträchtigung des Gedächtnisses oder verlangsamte Reaktionen auch frühe Zeichen einer wiederkehrenden Depression oder auch einer verschlechterten Schilddrüsenfunktion sein können. In einem solchen Falle muß natürlich eine entsprechende Behandlung eingeleitet werden.

Männer klagen gelegentlich über eine verringerte sexuelle Potenz während der Lithiumbehandlung, wobei jedoch unklar ist, ob es sich hierbei um einen Lithiumeffekt, ein Zeichen gering ausgeprägter Depression oder vielleicht um das Zusammentreffen beider Faktoren handelt.

Führen eines Kraftfahrzeuges

Es läßt sich nicht völlig ausschließen, daß Lithium gelegentlich die Reaktionsgeschwindigkeit so stark beeinflußt, daß die Fähigkeit, ein Kraftfahrzeug zu lenken, beeinträchtigt wird. Patienten zu Beginn einer Lithiumbehandlung sollten sich deshalb am besten so lange nicht ans Steuer setzen, bis sie selbst herausgefunden haben, ob und inwieweit die Behandlung ihre Fähigkeiten als Autofahrer verändert.

Entwicklung einer Abhängigkeit?

Theoretisch müssen alle Arzneimittel, die Gehirnfunktionen beeinflussen, als verdächtig gelten, Abhängigkeit oder Sucht zu erzeugen. 35 Jahre psychiatrischer Erfahrung haben aber gezeigt, daß Lithium in dieser Hinsicht als unverdächtig zu gelten hat, d.h., daß es keine Abhängigkeit im medizinischen Sinne auslöst. Dies schließt nicht aus, daß Patienten nach vielen Jahren einer Lithiumbehandlung eine Art von psychischer »Abhängigkeit« an die Behandlung als solche, d.h. die gesamte Behandlungssituation, den Therapeuten, die Krankenschwester usw. entwickeln und aus diesem Grunde ein Gefühl der Ängstlichkeit nach dem Absetzen der Medikation verspüren. Dieses Problem muß zwischen Patient und Arzt angesprochen und gelöst werden.

8. Risiken

Lithium ist ein sehr wirksames Arzneimittel, und es besteht oft nur eine schmale Spanne zwischen der für eine wirksame Behandlung gerade genügend hohen Dosis und einer solchen, die schon hoch genug ist, um lästige Nebenwirkungen und das Risiko der Vergiftung herbeizuführen. Das Verhalten von Lithiumsalzen im Organismus ist jedoch nicht unvorhersehbar, sondern berechenbar. Die Gefahr einer Lithiumvergiftung ist an bestimmte Situationen gebunden, und der Patient selbst kann zur Sicherheit seiner Therapie beitragen, indem er solche Situationen vermeidet.

Lithiumvergiftung

Eine Lithiumvergiftung kann gefährlich sein; schwere Vergiftungen haben den Tod oder Schädigungen des Gehirns mit anhaltenden Störungen beim Laufen und Sprechen verursacht. Deswegen ist es wichtig, eine Lithiumvergiftung so früh wie möglich festzustellen, um sie dann schnell und wirksam zu behandeln.

Ein Patient mit einer *drohenden Lithiumvergiftung* wird träge und schläfrig, kann sich schlecht konzentrieren, klagt über Muskelschwäche und schwere Glieder. Der Gang wirkt unsicher, zusätzlich treten ein sehr ausgeprägter Handtremor und leichte Muskelzuckungen auf – unter Umständen nur sichtbar, wenn der Patient dabei ist, einzuschlafen. Häufig hat der Patient Schwierigkeiten zu sprechen. Auch Durchfall und Übelkeit mit Erbrechen können sich bemerkbar machen. In der Tab. 3 findet sich eine Aufzählung der Symptome einer drohenden Lithiumvergiftung. Wenn eines oder mehrere dieser Symptome in Erscheinung treten, muß der Arzt informiert werden, so daß eine Untersuchung einschließlich der Bestimmung der Lithiumserumkonzentration möglichst umgehend stattfinden kann. Falls es nicht möglich ist, den zuständigen Arzt zu erreichen, muß die Einnahme von Lithium vorübergehend eingestellt werden.

Tabelle **3** Zeichen einer drohenden Lithiumvergiftung

Das Auftreten eines oder mehrerer dieser Symptome *kann* bedeuten, daß sich eine Lithiumvergiftung entwickelt. Der Arzt sollte zwecks einer genaueren Untersuchung aufgesucht werden.

Trägheit, Verlangsamung	Zittern des Unterkiefers
Schläfrigkeit	Muskelzuckungen
Verminderte Konzentrationsfähigkeit	Undeutliche Sprache
Muskelschwäche	Übelkeit
Schwere Glieder	Magenschmerzen
Unsicherer Gang	Durchfall
Starkes, unregelmäßiges Händezittern	

Ein Patient mit einer *voll ausgeprägten Vergiftung* ist merklich verlangsamt, die Muskelzuckungen werden deutlicher, Hände und Finger zittern unregelmäßig, und die Bewegungen sind unkoordiniert. Bei einer schweren Vergiftung sind vor allem Gehirn und Nieren betroffen. Die Patienten können vollständig bewußtlos werden, antworten aber gelegentlich noch auf äußere Reize mit unartikulierten Lauten oder Kopfbewegungen. Die Patienten sehen schwerkrank aus, und es kann schließlich auch zu epileptischen Anfällen kommen. Manchmal ähnelt der Zustand dem eines Schlaganfalls. Unter Umständen produzieren die Nieren keinen Harn mehr.

Patienten mit einer drohenden Lithiumvergiftung sollten die Einnahme von Lithium einstellen und reichlich Flüssigkeit zu sich nehmen, um eine Entwässerung zu vermeiden. Abgesehen von sehr milden Fällen sollte der Patient mit einer Lithiumvergiftung ins Krankenhaus eingewiesen werden, da sich der Zustand in den folgenden Tagen noch verschlechtern kann, selbst wenn die Lithiumeinnahme sofort unterbrochen wurde. Die Behandlung besteht in Überwachung und Korrektur der Salz- und Wasserbilanz, der Kontrolle und Behandlung von Herz- und Lungenfunktion und ganz besonders der Nierenfunktion. Behandlung mit der künstlichen Niere wird oft notwendig sein, um das Lithium so schnell und wirkungsvoll wie möglich aus dem Körper zu entfernen.

Depressive Patienten haben gelegentlich versucht, durch die Einnahme einer Überdosis von Lithiumtabletten Selbstmord zu begehen, meistens jedoch ohne Erfolg. Eine Lithiumvergiftung, die durch akute Überdosierung verursacht ist, scheint weniger gefährlich, allerdings kaum weniger unangenehm, zu sein als die sich allmählich entwickelnde Lithiumvergiftung.

Risikoreiche Situationen

Für die Ausscheidung von Lithium durch die Nieren ist es wesentlich, daß im Körper ein ausgeglichener Zustand zwischen der Zufuhr und Ausfuhr von Wasser und Natrium besteht. Man spricht von einer »negativen Bilanz«, wenn die Einfuhr im Vergleich zur Ausfuhr zu niedrig bzw. die Ausfuhr im Vergleich zur Einfuhr zu hoch ist, so daß sich daraus ein Wasser- oder Natriummangel entwickelt.

Unter normalen Umständen ist das Risiko eines Wasser- bzw. Natrium-(Kochsalz)mangels nicht besonders groß, da die Nieren eine besondere Fähigkeit haben, Salz und Wasser zurückzuhalten. Patienten unter einer Lithiumbehandlung befinden sich aber in einer speziellen Situation, weil gerade diese Eigenschaft der Nieren bei ihnen beeinträchtigt sein kann. Daraus resultiert unter Umständen ein mäßiger Wasser- bzw. Salzmangel, der für sich genommen nicht gefährlich sein muß, aber zu einer beeinträchtigten Lithiumausscheidung führen kann; wenn in diesem Falle die Lithiumdosis nicht vermindert oder die Behandlung unterbrochen wird, kann sich daraus eine Lithiumvergiftung entwickeln.

Tabelle **4** Risikoreiche Situationen während einer Lithiumbehandlung

In diesen Situation sollte die Lithiumbehandlung ganz besonders sorgfältig überwacht werden. Besondere Aufmerksamkeit ist dem Auftreten von Symptomen einer drohenden Lithiumvergiftung (s. Tab. **3**) zu schenken.

Starkes Schwitzen
Fieberhafte Erkrankungen
Erbrechen und Durchfall
Längere Zustände von Bewußtlosigkeit
Narkose, Operationen
Kochsalzarme Diät
Abmagerungskuren
Behandlung mit Diuretika
Schwangerschaft und Entbindung

Wassermangel

Tab. 4 weist auf Situationen hin, die ein erhöhtes Risiko für Wasser- oder Salzmangelzustände beinhalten. Sowohl Wasser- wie Salzverluste treten bei starkem Schwitzen z.B. nach schwerer körperlicher Anstrengung, Aufenthalt in heißem Klima oder während einer fieberhaften Erkrankung auf. Zudem trinken und essen körperlich kranke Menschen meist weniger als üblich. Erbrechen und Durchfälle können zusätzliche Faktoren für die Entwicklung eines Wasser- und Salzmangels sein. In derartigen Situationen muß die Lithiumbehandlung mit ganz besonderer Vorsicht überwacht werden, Salz und Wasser sollten zusätzlich zugeführt werden, unter Umständen muß die Lithiumzufuhr auch zeitweilig unterbrochen werden. Patienten unter einer Lithiumbehandlung müssen also Situationen mit dem Risiko des Wasserverlustes besonders im Auge haben und sollten grundsätzlich genügend trinken. Das natürliche Durstgefühl sollte niemals für längere Zeit mißachtet werden, und es mag gelegentlich nötig sein, einen zusätzlichen Proviant von Flüssigkeit mitzunehmen, wenn Situationen zu erwarten sind, in denen es schwierig ist, etwas zu trinken zu bekommen, wie beispielsweise auf langen Autoreisen.

Manchmal wird es sich als notwendig erweisen, zusätzliche Flüssigkeit in Form einer Infusion zuzuführen, d.h. durch eine langsame Injektion unter die Haut oder in die Vene (Tab. 5). Ein solches Verfahren kann bei mit Lithium behandelten Patienten notwendig werden, die bewußtlos sind, stark erbrechen oder die keine Flüssigkeit mehr trinken dürfen, wie z.B. bei der Vorbereitung auf eine Operation bzw. Narkose am folgenden Tag. Derartige Situationen können zum Wasserverlust führen, wenn den Patienten nicht Flüssigkeit über eine Infusion zugeführt wird. Erfahrungsgemäß ist dies nicht allen Narkoseärzten und Chirurgen bekannt, so daß Patienten unter einer Lithiumbehandlung sie auf ihre besondere Situation hinweisen sollten.

Tabelle **5** Situationen, in denen Patienten während einer Lithiumbehandlung unter Umständen zusätzliche Flüssigkeit infundiert werden muß.

1. Starkes Erbrechen
2. Über mehrere Stunden andauernde Bewußtlosigkeit
3. Verbot, Flüssigkeit zu trinken, weil am folgenden Tag eine Operation mit Narkose durchgeführt werden soll

Salzverluste

Natrium wird im allgemeinen als Natriumchlorid, d.h. Kochsalz, zugeführt. Eine unfreiwillige und höchst dramatische Illustration der Bedeutung einer ausgeglichenen Salzbilanz für die Ausscheidung von Lithium ergab sich in den Jahren 1948 bis 1949 bei Patienten in den USA, denen wegen einer Herz- oder Nierenerkrankung eine kochsalzarme Diät verschrieben worden war und denen man erlaubt hatte, ihr Essen mit einer Lösung von Lithiumchlorid zu »salzen«. Das Ergebnis waren mehrere Vergiftungsfälle, einige mit tödlichem Ausgang.

Ein die Lithiumausscheidung beeinträchtigender Salzmangel kann in den Situationen, die in Tab. 4 aufgeführt sind, entstehen. Patienten mit erhöhtem Blutdruck wird oft zu einer kochsalzarmen Diät geraten. Ein Salzmangel kann auch während einer Abmagerungskur entstehen; denn dabei wird im allgemeinen nicht nur die Zufuhr von Kalorien verringert, sondern in gleicher Weise auch die Zufuhr von Kochsalz, was zur Lithiumvergiftung führen kann, falls die Patienten nicht zusätzlich Salz mit ihrer Diät einnehmen.

Wechselwirkungen mit anderen Arzneimitteln

Zwei Arzneimittel, die gleichzeitig eingenommen werden, können miteinander reagieren, indem sie ihre Wirkung gegenseitig verstärken oder abschwächen. Dies kann zu Komplikationen und Nebenwirkungen führen, und es sollte an diese Möglichkeit immer gedacht werden, wenn einem Patienten, der unter einer längerfristigen Therapie steht wie z.B. unter Lithium, ein anderes Arzneimittel zusätzlich verschrieben wird.

Diuretika (harntreibende Arzneimittel)

Diuretika werden häufig zur Behandlung von Ödemen oder hohem Blutdruck verschrieben, gelegentlich auch im Rahmen einer Schlankheitskur. Es handelt sich um sehr häufig verordnete Arzneimittel, die im allgemeinen auch recht gut vertragen werden, obwohl sie in bestimmten Fällen zu schweren Nebenwirkungen führen können. Wenn Diuretika mit Lithium eingenommen werden, sind sie nicht harmlos. Sie fördern nämlich die Ausscheidung von Salz und Wasser, d. h., sie verursachen eine negative Salz- und Wasserbilanz mit dem Risiko einer Lithiumvergiftung. Diuretika sollten deshalb von mit Lithium behandelten Patienten nur eingenommen werden, wenn dies unbedingt notwendig ist, und dann auch nur unter sorgfältiger ärztlicher Kontrolle.

Neuroleptika

Lithium wird gelegentlich zusammen mit Neuroleptika, z. B. Haloperidol, verordnet. Die gleichzeitige Gabe dieser beiden Arzneimittel kann gewisse Nebenwirkungen verstärken wie z. B. Händezittern. Sehr hohe Dosen von Neuroleptika können Zustände von Verwirrtheit und Muskelverspannungen erzeugen. Bei entsprechender Überwachung und Einnahme mittlerer neuroleptischer Dosen ist diese Kombination durchaus sinnvoll und ohne spezielle Risiken.

Antidepressiva

Falls es zu schweren depressiven Rückfällen während einer Lithiumprophylaxe kommt, sollten die Patienten mit Antidepressiva behandelt werden bei gleichzeitiger Fortführung der Lithiumtherapie. Lithium und Antidepressiva werden bei gleichzeitiger Gabe gut vertragen, ja man kann sogar von einer gewissen gegenseitigen Wirkungsverstärkung sprechen. Gelegentlich mag durch die Kombination Muskelverspannung, verstärktes Händezittern oder eine Verschlechterung der Handschrift bewirkt werden; auch kann die langfristige Gabe von Antidepressiva bei Patienten mit früheren manischen Phasen zum Entstehen einer neuen Manie Anlaß geben.

Elektrokrampfbehandlung

Ein depressiver Rückfall während einer Lithiumprophylaxe kann auch mit Elektrokrampf behandelt werden. Zuvor sollte jedoch im allgemeinen Lithium abgesetzt werden, wobei die Behandlung erst nach Beendigung der gesamten Serie von Krampfbehandlungen wieder aufgenommen wird.

Andere Arzneimittel, Antibabypille, Alkohol

Vorsicht ist angebracht, wenn Lithium zusammen mit bestimmten antirheumatischen Arzneimitteln wie z.B. Phenylbutazon[1], Indomethazin[2], Ketoprofen[3] oder Diclofenac[4] gegeben wird. Unter der Einwirkung dieser Arzneimittel, nicht aber von Azetylsalizylsäure[5], kann der Lithiumblutspiegel ansteigen. Unter einer Lithiumbehandlung kann auch die Wirkung von Arzneimitteln, die die Signalübertragung vom Nerv zum Muskel blockieren, verlängert sein, und dies spielt evtl. eine Rolle bei der Durchführung einer Elektrokrampftherapie und bei Narkosen.

In Tierversuchen haben sich Wechselwirkungen zwischen Lithium und Arzneimitteln die Abhängigkeit erzeugen können wie Morphin, Codein oder Amphetamin ergeben. Daraus resultieren Vorschläge, Lithium bei der Behandlung einer Arzneimittelabhängigkeit einzusetzen, allerdings sind die praktischen Erfahrungen hiermit bislang nicht ermutigend.

Zwischen Lithium und Schlaf- bzw. Beruhigungstabletten, Schmerzmitteln, »Grippemitteln«, Vitaminen oder der Antibabypille scheinen keine Wechselwirkungen zu bestehen. Auch Arzneimittel gegen Epilepsie, Thrombosen oder die Zuckerkrankheit werden durch eine Lithiumbehandlung nicht beeinflußt. Lithium verändert auch nicht die Wirkungen von Alkohol.

Schwangerschaft, Entbindung und Stillperiode

Fehlbildungen

Lithium wird häufig bei Frauen im gebärfähigen Alter verordnet, weshalb die Frage nach möglichen negativen Einwirkungen auf die Leibesfrucht von großer Bedeutung ist. Aus einem Register über Kinder von Müttern, die während der Schwangerschaft mit Lithium behandelt worden waren, haben sich Hinweise auf eine

[1] z.B. »Butazolidin«
[2] z.B. »Amuno«
[3] z.B. »Alrheumun«
[4] z.B. »Voltaren«
[5] z.B. »Aspirin«

etwas erhöhte Häufigkeit von Fehlbildungen, vor allem des Herzens und der Blutgefäße, ergeben. Daraus ist als allgemeine Regel abgeleitet worden, daß Frauen unter einer Lithiumbehandlung empfängnisverhütende Maßnahmen dringendst anzuraten sind, daß fernerhin die Lithiumbehandlung unterbrochen werden soll, wenn Frauen den Wunsch haben schwanger zu werden, und daß sie sofort unterbrochen werden muß, wenn eine ungeplante Schwangerschaft entdeckt wird.

Dennoch ist es wichtig, immer die Gesamtsituation der Patientin im Auge zu behalten. Es gibt Frauen, bei denen aufgrund früherer Erfahrungen bekannt ist, daß sie innerhalb kurzer Zeit schwere manische oder depressive Rückfälle bekommen werden, sobald sie die Lithiumbehandlung unterbrechen. In solchen Fällen muß das Risiko einer Fehlbildung des Kindes sorgfältig abgewogen werden gegen die Dringlichkeit des Kinderwunsches und die Wahrscheinlichkeit eines schweren Rückfalles mit dem darin enthaltenen Risiko für Mutter und Kind. Entscheidungen über die Fortsetzung oder Beendigung einer Lithiumbehandlung während der Schwangerschaft sollten gemeinsam zwischen Arzt und beiden Elternteilen getroffen werden.

Es gibt keine Hinweise darauf, daß die Lithiumbehandlung des Vaters zur Zeit der Zeugung ein Risiko für das Kind beinhaltet.

Spätere Entwicklung der Kinder

Die meisten Kinder von mit Lithium behandelten Müttern sind ohne Fehlbildungen geboren worden, jedoch wäre es vorstellbar, daß sie irgendwelche Entwicklungsstörungen später zeigen könnten. Deshalb wurde eine Untersuchung an allen skandinavischen »Lithium-Kindern«, die ohne Fehlbildungen geboren worden waren und ein Alter von fünf Jahren oder mehr erreicht hatten, durchgeführt. Ihre geistige und körperliche Entwicklung wurde mit derjenigen ihrer Geschwister verglichen. Dabei ergaben sich keinerlei Unterschiede zwischen diesen beiden Gruppen.

Wirkung der Schwangerschaft auf die Lithiumbehandlung

Während der letzten Schwangerschaftsmonate wird Lithium verstärkt über die Nieren ausgeschieden, so daß es notwendig sein kann, die Lithiumdosis zu erhöhen, um den gleichen Lithiumblutspiegel wie früher aufrechtzuerhalten. Zum Zeitpunkt der Entbindung fällt aber die Lithiumausscheidung plötzlich wieder auf das normale Niveau zurück, weswegen die Dosis jetzt auch wieder entsprechend gesenkt werden muß. Es erscheint allgemein empfehlenswert, die Lithiumbehandlung einige Tage vor und nach der Entbindung zu unterbrechen.

Kann das Kind gestillt werden?

Lithium geht in kleinen Mengen vom Blut der Mutter in die Muttermilch über. Da Tierversuche gezeigt haben, daß die Nieren unmittelbar nach der Geburt ungewöhnlich empfindlich auf Lithium reagieren, sollten mit Lithium behandelte Mütter ihre Kinder nicht stillen.

9. Kurzgefaßte Empfehlungen und Warnungen für mit Lithium behandelte Patienten

Während der Lithiumbehandlung müssen die Tabletten jeden Tag regelmäßig eingenommen werden, auch wenn keinerlei Krankheitszeichen vorhanden sind. Bei einer Unterbrechung der Behandlung oder nachlässiger Tabletteneinnahme besteht das Risiko bald auftretender manischer oder depressiver Rückfälle.

Falls trotz der Lithiumbehandlung manische oder depressive Zustände auftreten, sollte der Arzt aufgesucht werden. In solchen Fällen muß unter Umständen die Lithiumdosis erhöht oder eine zusätzliche Behandlung für eine gewisse Zeit verordnet werden.

Lithium wird in einer oder zwei täglichen Dosen eingenommen, z.B. morgens und abends. Die Tabletten sollten mit einer reichlichen Flüssigkeitsmenge geschluckt werden. Wenn es Schwierigkeiten bereitet, die Tabletten mit Wasser einzunehmen, so können sie mit Joghurt vermischt werden.

Wenn die Einnahme einer Tablette einmal vergessen wurde, sollte der Patient dies nicht dadurch »ausgleichen«, daß er das nächste Mal mehr Tabletten als üblich einnimmt.

Kunststoffbehälter mit entsprechenden Einteilungen für jeden Tag der Woche sind brauchbare Gedächtnisstützen, um die regelmäßige Einnahme der Lithiumtabletten zu erleichtern.

Die Lithiumbehandlung wird durch regelmäßige Untersuchung von Blutproben überwacht. Die letzte Lithiumdosis sollte jeweils 12, d.h. 11 bis 13 Stunden, vor Abnahme des Blutes eingenommen werden.

Während der ersten Wochen einer Lithiumbehandlung werden Blutproben einmal wöchentlich entnommen, danach in längeren Abständen entsprechend ärztlicher Anweisung. Für viele Patienten sind Blutabnahmeintervalle von 2 bis 6 Monaten ausreichend.

Die Lithiumdosis ist von Patient zu Patient unterschiedlich. Die Anpassung der Dosis geschieht je nach der im Blut gemessenen Lithiumkonzentration und dem Ansprechen des Patienten auf die Behandlung.

Innerhalb der ersten Wochen nach Behandlungsbeginn können bestimmte Nebenwirkungen auftreten, die aber üblicherweise bei Fortsetzung der Behandlung verschwinden. Dies sind vor allem Übelkeit, Magenschmerzen, weiche Stuhlbeschaffenheit, Schweregefühl in Armen und Beinen.

Unter einer langfristigen Lithiumtherapie treten möglicherweise die folgenden Nebenwirkungen auf: Händezittern, Kropfbildung, Schilddrüsenunterfunktion, erhöhte Harnmenge mit der Notwendigkeit öfter Harn lassen zu müssen, Durst mit der Notwendigkeit erhöhter Flüssigkeitszufuhr, Gewichtszunahme, Pickelbildung, Schuppenflechte, Ödeme (Wasseransammlung im Gewebe) und Veränderung psychischer Funktionen. Nebenwirkungen sollten grundsätzlich mit dem behandelnden Arzt besprochen werden, der meist in der Lage sein wird, sie zu vermindern oder ganz zu beseitigen.

Bei Wasser- und Salzmangel sowie bei der Kombination von Lithium mit bestimmten anderen Arzneimitteln besteht ein erhöhtes Risiko einer Lithiumvergiftung. Spezielle Risikosituationen sind: starker Schweißverlust, fieberhafte Erkrankungen, Erbrechen, Durchfälle, längere Zustände von Bewußtlosigkeit, Narkose und Operation, kochsalzarme Diät, Abmagerungskuren, Behandlung mit diuretischen (harntreibenden) oder antirheumatischen Arzneimitteln. In derartigen Risikosituationen muß die Lithiumbehandlung ganz besonders sorgfältig überwacht werden. Insbesondere müssen die Patienten reichlich Wasser und Salz zu sich nehmen. Gelegentlich wird es notwendig sein, Flüssigkeit durch eine Infusion zuzuführen. Die Patienten und ihre Angehörigen sollten bei derartigen Risikosituationen ganz besonders auf Zeichen einer drohenden Lithiumvergiftung achten.

Zeichen einer drohenden Lithiumvergiftung sind Trägheit, Schläfrigkeit, verminderte Konzentrationsfähigkeit, Muskelschwäche, Schweregefühl in den Gliedern, unsicherer Gang, starkes und unter Umständen unregelmäßiges Zittern der Hände, Zittern des Unterkiefers, leichte Muskelzuckungen, undeutliche Sprache, Übelkeit, Erbrechen, Bauchschmerzen und Durchfall. Wenn eines oder mehrere dieser Zeichen deutlich werden, sollten der Patient oder seine Angehörigen den Arzt benachrichtigen.

Falls Kontakt zum Arzt nicht hergestellt werden kann, sollte die Lithiumbehandlung vorläufig unterbrochen werden.

Frauen im gebärfähigen Alter sollten wegen des Risikos einer Fruchtschädigung empfängnisverhütende Maßnahmen anwenden, solange sie unter einer Lithiumbehandlung stehen. Wenn eine Schwangerschaft geplant ist, wird Lithium im allgemeinen abgesetzt. Das gleiche gilt, falls eine ungeplante Schwangerschaft eintritt.

Kurz vor der Entbindung wird die Lithiumbehandlung unterbrochen. Mütter, die Lithium einnehmen, sollten auch ihre Kinder nicht stillen.

10. Nachwort

Wir sind ans Ende dieses Buches gekommen, und ich hoffe, daß zumindest einige der hier vermittelten Informationen für den Leser nützlich sein werden. Meine Ratschläge sind auf meiner persönlichen Erfahrung, den Erfahrungen anderer Kollegen und dem heutigen Stand der Forschung gegründet, aber selbstverständlich beanspruche ich nicht, hier die einzige oder letzte Wahrheit über die manisch-depressive Erkrankung und über die Lithiumbehandlung dargestellt zu haben. Andere Psychiater mögen manches anders sehen und auch therapeutisch anders vorgehen; der Fortschritt der Wissenschaft kann zudem immer wieder zu einer veränderten Betrachtung und zu verbesserten Behandlungsrichtlinien führen.

Falls Leser dieses Buches hierzu kritische Anmerkungen oder Verbesserungsvorschläge für die nächste Ausgabe haben, so würde es mich freuen, darüber informiert zu werden. Meine Adresse ist:

Prof. Dr. M. Schou,
Psychiatrisches Krankenhaus,
Skovagervej 2
DK – 8240 Risskov,
Dänemark

Weiterführende Literatur

Eine ausführliche deutschsprachige Darstellung aller Probleme der Lithiumtherapie, die aber für Ärzte bzw. Wissenschaftler gedacht ist, findet sich bei:

B. MÜLLER-OERLINGHAUSEN, W. GREIL: Die Lithiumtherapie: Nutzen, Risiken, Alternativen. Springer, Berlin 1986

Eine Übersicht über die in der jüngsten Zeit erreichten Fortschritte bei der Anwendung von Lithium vermittelt der nachstehende wissenschaftliche Artikel:

M. SCHOU: Prophylaktische Lithiumbehandlung bei manisch-depressiver Krankheit: Erfahrungen und Fortschritte der letzten Jahre. Nervenarzt 54 (1983) 33/-339

Eine vertiefende Information über die manisch-depressive Krankheit vermittelt in einer patientengerechten Sprache das folgende Taschenbuch:

O. J. RAFAELSEN, H. HELMCHEN: Depression, Melancholie, Manie. Ein Buch für Kranke und Angehörige. Thieme, Stuttgart, 1982

Sachverzeichnis